重症心脑血管病护理管理策略

主　编　黄燕霞
副主编　江　娇　梁　桃　刘小慧

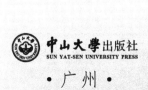

中山大学出版社
SUN YAT-SEN UNIVERSITY PRESS

·广州·

图书在版编目（CIP）数据

重症心脑血管病护理管理策略/黄燕霞主编；江娇，梁桃，刘小慧副主编.——广州：中山大学出版社，2023.12

ISBN 978-7-306-07983-1

Ⅰ.①重… Ⅱ.①黄… ②江… ③梁… ④刘… Ⅲ.①心脏血管疾病—险症—护理 ②脑血管病—险症—护理 Ⅳ.①R473.5

中国国家版本馆 CIP 数据核字（2023）第 246030 号

出　版　人：王天琪
策划编辑：谢贞静　陈文杰
责任编辑：谢贞静
封面设计：林绵华
责任校对：吴茜雅
责任技编：靳晓虹
出版发行：中山大学出版社
电　　话：编辑部 020-84110776，84113349，84110283，84111997，84110779
　　　　　发行部 020-84111998，84111981，84111160
地　　址：广州市新港西路 135 号
邮　　编：510275　　　　传　真：020-84036565
网　　址：http://www.zsup.com.cn　　E-mail:zdcbs@mail.sysu.edu.cn
印　刷　者：广东虎彩云印刷有限公司
规　　格：787mm×1092mm　1/16　12.75 印张　320 千字
版次印次：2023 年 12 月第 1 版　2023 年 12 月第 1 次印刷
定　　价：62.00 元

本书编委会

主　　编：黄燕霞

副 主 编：江　娇　梁　桃　刘小慧

编　　者：（以姓氏笔画为序）

王晓琳　邓丽丹　邓丽萍　石秀茹

朱光宇　刘小慧　江　娇　李　娟

杨　昊　杨德梅　陈小红　钟　婷

唐　茜　黄燕霞　萧丽兰　梁　艳

梁　桃　彭宇华　曾志梅　曾其运

蔡文晓　廖金女　冀　静

编写秘书：唐　茜

前　言

  《中国心血管健康与疾病报告 2022 概要》显示，我国心脑血管病现患人数高达 3.3 亿，其中冠心病 1139 万，脑卒中 1300 万，心脑血管病已成为城乡居民死亡的首位原因，给国家和社会带来的经济负担日渐加重，已成为重大的公共卫生问题。

  心血管病与脑血管病有着很多共同的危险因素，如高血压、糖尿病、血脂异常、吸烟及肥胖等。两者既可以同时发病，又可以互为因果，互相作用，使病情加重，严重影响患者的预后，尤其是重症心脑血管病的患者。然而，在临床工作中，医护人员容易忽略两者之间的关系，从而影响患者的整体化治疗。鉴于此，编者联合心血管病和脑血管病的护理专家共同编写了本书。

  本书由重症心血管病及重症脑血管病两个部分组成。每一部分均由该系统重症疾病护理管理策略构成相应章节，每章节分为定义及病因、疾病特点及处理原则、护理、案例分析四个部分。本书首先对相关理论基础进行概述；然后介绍基础监测及并发症监测的护理，让临床护理人员能将理论与实践相结合，并掌握专科护理发展的前沿知识；最后通过案例分析的形式，根据心脑血管病各自的特点采用不同的风险评估方式，对护理人员的临床思维进行系统训练，并且通过对各个风险的量化评估，制定个体化的护理管理策略，目标明确，便于临床护理人员掌握。

  本书旨在提高心脑血管病护理人员及早识别临床风险的能力，从而主动采取前瞻性措施，最终使患者的预后得以改善。

黄燕霞

2023 年 6 月

目　录

第一部分

重症心血管病

近年来，我国心血管病的发病率及死亡率仍处于上升阶段。据《中国心血管健康与疾病报告 2022》推算，我国心血管病现患人数高达 3.3 亿，其中冠心病 1139 万，心力衰竭 890 万，肺源性心脏病 500 万，心房颤动 487 万，风湿性心脏病 250 万，先天性心脏病 200 万，外周动脉疾病 4530 万，高血压 2.45 亿。心血管病发病率高、覆盖面广、致残率高，同时也是我国城乡居民死亡的首位原因，其中重症心血管病的死亡率则更高。与此同时，因急性心肌梗死、心力衰竭、心绞痛及肺栓塞等心血管病住院的人数及次均住院费用也在持续攀升，给居民和社会带来沉重的经济负担，这已成为我国重大的公共卫生问题。心血管病具有起病急、进展快的特点，直接危及患者的生命，但其风险因素又具有一定隐蔽性。因此，进行心血管病的护理一方面要求护理人员专业性强、反应迅速，另一方面又要求其具有全面、系统地识别风险的能力，才能对心血管病患者尤其是重症患者进行及时救治和风险管理，从而有效减少并发症的发生，降低心血管病的病死率。

第一章　急性冠状动脉综合征

急性冠状动脉综合征（acute coronary syndrome，ACS）指冠心病中急性发病的临床类型，主要包括 ST 段抬高型心肌梗死（ST-segment elevation myocardial infarction，STEMI）、非 ST 段抬高型心肌梗死（non-ST-segment elevation myocardial infarction，NSTEMI）和不稳定型心绞痛（unstable angina，UA），其中，NSTEMI 与 UA 合称非 ST 段抬高型急性冠状动脉综合征（non-ST-segment elevation acute coronary syndrome，NSTE-ACS）。目前临床上更常用 ST 段抬高型 ACS 和非 ST 段抬高型 ACS 的分类。

ACS 有着共同的病理生理机制，其临床表现根据心肌缺血的范围、严重程度及侧支循环形成的速度不同，会有不同的表现。需要关注的是，ACS 是由各种危险程度及预后不同的一系列临床表现组成，也可能对应疾病进展的不同阶段。如果 UA 和 NSTEMI 没有得到及时治疗，可能会演变成 STEMI，从而危及生命，因此，及时识别及救治非常重要。

一、定义及病因

（一）定义

非 ST 段抬高型急性冠状动脉综合征

UA 可被定义为一种介于稳定型的心绞痛与急性心肌梗死（acute myocardial infarction，AMI）之间的临床病症，从初发的劳力性心绞痛，到恶化型的劳力性心绞痛，或是各种类型的自发性心绞痛，都是 UA 的表现形式，在 ACS 中极为常见。如果 UA 患者的血清心肌损伤标志物水平显著上升，就可确诊为 NSTEMI。NSTE-ACS 的病因与临床表现部分对应，其不对应处主要是心肌缺血的程度以及心肌是否受到损害。

急性 ST 段抬高型心肌梗死

急性心肌梗死是在冠状动脉粥样硬化病变的基础上，发生冠状动脉血供急剧减少或中断，导致相应心肌严重而持久的缺血，进而使部分心肌发生急性坏死。临床以持久的胸痛、急性循环功能障碍、一系列心肌缺血坏死的心电图演变及血清心肌损伤标志物升高为主要表现。

（二）病因

非 ST 段抬高型急性冠状动脉综合征

NSTE-ACS 的发病机制是在不稳定性粥样硬化斑块发生破裂或糜烂的基础上血小板出现凝集及合并血栓形成，导致冠状动脉收缩痉挛，从而堵塞微血管，导致急性或亚急性的心肌供养下降和严重缺血。本病也可由劳力负荷引起，终止劳力负荷后症状并未缓解。其中，NSTEMI 往往由于心肌持续严重缺血，引发心肌坏死，病理上常出现局灶性或心内膜下心肌坏死。

急性 ST 段抬高型心肌梗死

STEMI 的病因是在冠状动脉粥样硬化（偶有冠状动脉栓塞、炎症、先天性畸变、痉挛和冠状动脉口闭塞等原因）的基础上，单支或多支冠状动脉血管管腔出现狭窄，甚至闭塞，在此急性情况下，侧支循环无法建立，当心肌缺血、缺氧时间超出 20 ～ 30 min 的范围时应警惕，有高度发生急性心肌梗死的风险。大多数的 STEMI 是冠状动脉粥样硬化斑块不稳定而出现破裂，或是冠状动脉血管管腔内有血栓形成，堵塞血管而导致的。

二、疾病特点及处理原则

（一）疾病特点

非 ST 段抬高型急性冠状动脉综合征

NSTE-ACS 最典型的症状为胸痛，症状可为间歇性或持续性，静息时胸痛可维持几分钟，也可维持 20 min 以上，且程度严重，以往缓解心绞痛的措施不完全有效。

急性 ST 段抬高型心肌梗死

严重的心绞痛通常是 STEMI 的主要表现，其特征是：疼痛的性质不像针扎样或刀割样，而是以胸骨后、心前区等放射性疼痛为主，有时还可放射至左臂、颈部、上腹部及牙龈等部位；疼痛的持续时间不一，有些可以长达数小时甚至数天；含服硝酸甘油片或速效救心丸无法缓解症状；该病发作时可有大汗、疼痛、面色苍白、皮肤湿冷等表现，伴有濒死感。

（二）处理原则

非 ST 段抬高型急性冠状动脉综合征

NSTE-ACS 是具有潜在危险的严重疾病，发展难以预料，应按病情的轻重缓急选择急诊或门诊入院，开始抗栓及抗心肌缺血治疗。

1. 一般处理

嘱患者卧床休息，每 1 h 行遥测心电监护，密切关注血压、呼吸、心率及心律的改变。

2. 疼痛治疗

采用硝酸甘油持续微量泵输注，输注剂量以 5 μg/min 作为起始剂量，每 5 ～ 10 min 观察症状有无缓解，如胸闷痛缓解不明显，增加 5 μg/min，极量为 100 μg/min。用药初始 1 h 内密切观察血压，每 15 min 测量 1 次，1 h 后，若血压比较稳定，则按每 1 h 监测 1 次即可。注意右室心肌梗死的患者慎用硝酸甘油。烦躁不安、剧烈疼痛者，可给予吗啡静脉注射。

3. 抗栓治疗

应用阿司匹林、氯吡格雷或替格瑞洛及低分子肝素预防血栓形成，常与抗凝、抗血小板药物联合治疗。

4. 血运重建

经积极用药治疗后仍反复发作心绞痛，并伴有心电图改变或血肌钙蛋白升高，应尽早进行冠状动脉造影和介入治疗。

急性 ST 段抬高型心肌梗死

STEMI 患者救治的最基本原则是尽快开通堵塞的血管，使心肌血流恢复再灌注，尽可能挽救还未坏死的心肌细胞，同时注意做好严重并发症的预防，避免发生猝死。

一般处理、疼痛治疗与 NSTE-ACS 相同。

1. 再灌注治疗

（1）冠状动脉介入治疗：近年来，及时行血管再灌注治疗的重要性得到了循证医学证据的支持。再灌注治疗能使闭塞的冠状动脉血管在 12 h 内再通，心肌得以再灌注，对急性心肌梗死后的心肌重塑有利，改善预后。通过经皮冠状动脉介入治疗疏通狭窄或堵塞的冠状动脉，使狭窄或堵塞血管远端血流恢复，挽救更多的心肌细胞。这已成为冠状动脉疾病治疗的重要手段。

（2）静脉溶栓治疗：对于无条件实施介入治疗或者时间窗超过最佳再灌注

时机的患者，确诊后立即给予溶栓治疗。若能在发病后 3 h 内进行溶栓治疗，血流恢复灌注率更高，能挽救更多还未完全坏死的心肌细胞。因此，入院前的溶栓治疗（尤其是救护车上进行溶栓治疗）是提高我国 STEMI 患者早期再灌注治疗率的有效手段。以阿替普酶、瑞替普酶、替奈普酶和重组人尿激酶原为代表的特异性纤溶酶原激活剂和以尿激酶为代表的非特异性纤溶酶原激活剂是临床常用的两大类溶栓药物，前者再通率高及出血风险低，而后者在临床已渐少使用。

2．抗栓治疗

（1）抗血小板聚集治疗：STEMI 患者接受介入治疗或静脉溶栓治疗前，常用的抗血小板聚集剂包括阿司匹林和氯吡格雷/替格瑞洛。

（2）抗凝治疗：进行介入或静脉溶栓治疗的 STEMI 患者，应根据具体情况采用不同剂量的肝素，如普通肝素和低分子肝素钠注射液。

三、护理

（一）基础监测与护理

1．休息

急性发病期 12 h 内绝对卧床休息，减少心脏负担，指导患者保持情绪稳定，避免过度紧张。注意保持病室内环境安静，以免影响患者休息，保证充足的睡眠。

2．吸氧

血氧饱和度（血氧）<90% 或动脉血氧分压 <60 mmHg 时，持续鼻导管低流量给氧，当患者血氧不能有效改善并伴有呼吸困难时，根据患者的情况给予面罩吸氧、成人经鼻高流量湿化氧疗（high-flow nasal cannula oxygen therapy, HFNC）或机械通气等治疗。

3．心率监测

密切观察心率情况，维持正常心率（60 ~ 100 次/分）。研究表明，当患者的心率减慢大于 10 次/分时，心力衰竭发病率会显著降低，左室射血分数（left ventricular ejection fraction, LVEF）峰值也会显著提高，这表明控制心率可以有效地改善心肌梗死患者的心功能情况。

4．心律监测

5 ~ 7 d 内持续进行心电监护，此时容易发生室性早搏、心房颤动、室性心动过速等心律失常。心律失常在最初 24 h 发生率最高，此期间应注意观察血钾浓度，适当补钾，维持血钾浓度在 4.3 ~ 5.0 mmol/L，并娴熟掌握除颤仪的使用方法。

5．血压监测

血压过低容易发生心源性休克。血压高会促使心室重构，从而诱发心力衰竭，增加死亡率。急性心肌梗死后并发心力衰竭最主要的原因与心室重构有关，一般在心肌梗死后几小时内即可出现。因此，要严密做好血压监测。

6．心电图监测

注意关注心电图 ST 段是否抬高。当心肌酶水平不断上升，为了缓解 AMI 的严重并发症，如心律失常、心源性休克及心力衰竭等，应迅速开启静脉通路，并遵医嘱使用硝酸甘油、异山梨酯等硝酸酯类药物，以缩小心肌梗死面积，同时减轻心肌缺血。在入院后，应马上进行肌钙蛋白定性或定量测定，并常规检查血常规、心肌酶、生化、凝血指标。

7．胸痛的监测

要注意观察患者胸痛的部位、性质、程度、发生时间及有无诱发因素等，关注患者是否有反射痛及其他伴随症状。当患者出现剧烈疼痛时，遵医嘱使用吗啡进行镇痛治疗，并观察使用后的疗效，以及有无恶心、呕吐、低血压及呼吸抑制等不良反应。

8．饮食护理

指导患者每天少量多餐，避免过饱，进食食物多样化，合理配置，并养成清淡饮食的习惯，同时戒除烟酒。

9．大便管理

应常规评估患者大便的情况，如日常排便次数、通畅程度、有无干结等。告知患者保持大便通畅，有便意时避免用力排便。如存在大便干结或可疑干结，应报告医生，遵医嘱给予软化大便的措施，如使用缓泻剂、通便药物等。

10．心理护理

做好心理安慰，缓解紧张焦虑情绪，保持情绪平稳。

11．溶栓治疗的配合与护理

（1）协助判断患者是否有溶栓禁忌证。

（2）溶栓前应进行血常规、凝血功能和血型的检查。

（3）立即开通静脉通路，遵医嘱使用溶栓药物，并观察用药后有无不良反应（如过敏反应、低血压及出血等情况），若发现异常，则配合医生积极处理。

（4）疗效观察——根据以下情况来判断溶栓是否成功：①患者的胸痛缓解甚至完全消失；②心电图抬高的 ST 段回降不低于 50%；③出现再灌注导致的心律失常；④血清心肌损伤标记物峰值提前，如心肌肌钙蛋白 T（cardiac troponin T，CTnT）或心肌肌钙蛋白 I（cardiac troponin I，CTnI）的峰值提前至发病后的12 h 之内出现，血清肌酸激酶同工酶（creatine kinase isoenzymes，CK-MB）的峰值提前至14 h 以内出现。或者通过冠状动脉造影，直接准确评估溶栓治疗的效果。

12. 再灌注治疗的配合与护理

（1）护士立即对患者进行评估，包括症状及生命体征，遵医嘱快速完成相关实验室检查。

（2）持续进行心电监护，监测心率、血压、血氧，同时建立静脉通路和使用急救药品，除颤仪处于备用状态。

（3）遵医嘱给予患者阿司匹林和氯吡格雷/替格瑞洛负荷量嚼服。

（4）患者及家属同意急诊再灌注介入治疗后，通知介入室急诊团队。

（5）做好转运准备。

（6）手术后立即行心电图检查，并与手术前的进行对比；若再有胸痛症状，及时复查。

（7）对于经股动脉穿刺的患者，使用弹性绷带加压包扎，持续 8 h，并保持 12 h 平卧，同时注意足背动脉的搏动情况，术肢制动。经桡动脉穿刺的患者，应用压迫止血器加压，持续 6 ～ 8 h，注意休息，适当多饮水，注意术侧桡动脉搏动情况，同时观察穿刺部位是否有出血、渗血情况。

（8）注意监测"双抗"（抗凝、抗血小板）药物服用效果，密切监测血常规、凝血功能这两项检验结果。同时注意观察患者有无口腔或皮肤黏膜出血，尤其要关注患者有无脏器出血的表现，如血尿、便血、咯血等，发现异常时及时报告医生进行处理。

（二）并发症监测与护理

1. 心律失常

（1）AMI 后最多见。下壁心肌梗死和右冠状动脉再灌注治疗后引发的缓慢性心律失常最多见，可安装临时起搏器辅助。

（2）患者出现室颤时应马上给予直流非同步电复律，若电复律后心律未恢复正常，可同时给予胺碘酮治疗，并反复给予非同步电复律，每次复律间隔时间应大于 1 min，可避免更多的心肌损伤。在应用上述方法治疗的同时，应密切关注患者有无酸碱平衡紊乱和电解质紊乱。

（3）持续性室速：伴随血流动力学不稳定的患者应立即予电复律，当患者血流动力学稳定时应首选胺碘酮进行治疗。当患者心肌梗死后出现室颤或持续性室速超过 48 h 的恶性心律失常时，可选择植入起搏器。

（4）室上性快速心律失常：常规应用 β 受体阻滞剂、洋地黄类、维拉帕米、胺碘酮等药物治疗。

（5）应对心肌梗死期后合并窦性心动过缓、二度 I 型房室传导阻滞的患者密切监护，使用遥测心电监护关注患者生命体征的情况，绝大多数患者会自行恢复，而且对预后不产生影响。

2．心源性休克

（1）AMI 后发生心源性休克的原因有多个，主要包括：①AMI 引起的左心室功能衰竭；②AMI 引起的机械并发症，如严重二尖瓣反流、室间隔穿孔等；③下壁心肌梗死引起的孤立型右室心源性休克。

（2）AMI 并发心源性休克时，其治疗目的在于提高心排血量及灌注压，支持心功能，减慢甚至防止梗死发展，并尽可能减少心肌缺血、坏死的面积，阻断恶性循环。处理原则主要包括：合理使用血管活性药物；及时纠正影响休克的心外因素；对下壁心肌梗死引起的心源性休克积极补液治疗；积极使用机械辅助装置，如主动脉内球囊反搏（intra-aortic balloon pump，IABP）装置辅助、体外膜肺氧合装置（extracorporeal membrane oxygenation，ECMO）等，争取尽早再灌注；必要时可外科治疗。

3．心力衰竭

前壁心肌梗死易引起急性左心衰。观察患者是否出现呼吸困难、烦躁不安、咳粉红色泡沫样痰等典型症状，若出现上述症状，需要及时处理，若错过时机，可出现右心衰竭的临床相关表现。因此，要加强管理，尽量避免心力衰竭的诱因（如感染、补液过快过多或情绪激动等），同时注意监测血液中血钾的含量。

4．乳头肌功能失调或断裂

乳头肌功能失调或断裂可发生不同严重程度的二尖瓣脱垂合并关闭不全，最终导致心力衰竭。病情危重的患者可在发病数日内死亡，发生率极高，因此，做好病情观察，若有异常，及时报告医生，协助处理。

5．心脏破裂

心脏破裂是相对比较少见的并发症，常出现在发病后 1 周内。其大部分为心室游离壁破裂，可引发猝死。若室间隔破裂造成穿孔，可引起心力衰竭和休克，并使患者在数日内发生死亡。若心脏破裂为亚急性，患者生存寿命可达数月不等。

6．栓塞

栓塞常见于发病后的 1～2 周内，大部分因左心室附壁血栓脱落引发脑、肾、四肢等动脉栓塞。也可因下肢静脉血栓脱落而引发肺栓塞。

7．心室壁瘤

心室壁瘤常见于左心室，瘤内可发生附壁血栓，脱落后导致栓塞。

8．心肌梗死后综合征

心肌梗死后综合征常在发病后数周甚至数月内出现，经常反复发生。其主要以心包炎、胸膜炎或肺炎为主要临床表现，发热、胸痛等为主要症状。

9．再灌注术后并发症的观察与护理

（1）穿刺血管并发症：术前做好评估，术后做好管理及观察，发现异常及时报告医生，协助处理，减少不良预后。

A. 桡动脉穿刺主要并发症：①桡动脉狭窄、闭塞。做好术中充分抗凝治疗和术后管理，及时减压，可减少其发生的概率。②前臂血肿。注意观察患者手术侧手臂有无肿胀，以及患者有无诉疼痛不适，如发生血肿，要做好标记，以便于观察血肿范围有无继续扩大。③骨筋膜室综合征。这是一种比较严重的并发症。当前臂血肿继续扩散时，骨筋膜室压力会增高，压力增高到一定程度会使桡、尺动脉受压，从而导致术侧手部缺血、坏死。因此，术后要做好病情观察，若发现异常，及时报告医生，协助进行外科手术治疗。

B. 股动脉穿刺主要并发症：①穿刺处出血、血肿。指导患者保持术侧下肢伸直位，避免屈曲，若患者出现咳嗽或者用力排便等使腹压增加的情况，需要压紧穿刺点，以免发生出血；并注意观察穿刺处有无出血、渗血或血肿，并根据出血情况及时报告与处理；嘱患者延长术肢制动时间。②腹膜后出血或血肿。往往以低血压、贫血貌及血细胞比容降低大于5%等为全身表现，可发生腹股沟区疼痛或压痛、腹痛、腰痛等局部症状，一旦明确病因马上予输血等处理，严重时可发生失血性休克，并导致死亡。③假性动脉瘤和动静脉瘘。其常发生于鞘管拔除后1～3 d内，前者在穿刺局部可出现搏动性肿块以及收缩期杂音，后者在穿刺处可出现局部连续性杂音，一旦明确病因应马上局部加压包扎，若无效，需用外科方法进行修补。④穿刺动脉血栓形成或栓塞。术前要先评估双侧足背动脉搏动情况，以便术后及时发现变化。术后做好观察，评估双侧足背动脉搏动情况、皮温皮色，并关注患者有无感觉异常，下床活动后注意患者肢体疼痛情况或有无跛行发生等，发现异常及时报告医生，协助处理；静脉血栓形成或栓塞可导致肺栓塞的发生，严重时可危及患者的生命，因此，做好术后观察非常重要。术后应严密观察患者有无肺栓塞的典型症状，如突发咳嗽、呼吸困难、咯血或胸痛，一旦发现，立即报告并配合医生进行抢救处理。同时，注意术后动脉止血器压迫或局部包扎的松紧度要适宜，避免动、静脉血流严重受阻而引发血栓形成。

（2）尿潴留：常见于经股动脉穿刺后不习惯床上排尿的患者。常规做好术前床上排尿训练，若术后发生尿潴留，可以采取以下措施：①及时安抚患者，做好病情宣教，减轻心理负担；②使用诱导排尿方法，如听流水声、吹口哨等方法；③当上述方法无效时可导尿治疗1次，缓解急性尿潴留情况。

（3）低血压：常备阿托品、多巴胺等紧急抢救药物，监测生命体征，同时，床旁备用除颤仪，密切观察生命体征变化，随时发现病情变化。当患者出现迷走神经反射引起的低血压，伴随有心率下降、恶心、呕吐和出冷汗等症状时，应立刻报告医生，并积极配合抢救。

（4）造影剂不良反应：少部分患者使用造影剂后会出现不良反应，如皮疹、畏寒甚至寒战等症状，给予地塞米松后症状可缓解。部分患者可能会出现急性肾损伤，但临床出现严重过敏反应者较少见。因此，术后给予患者静脉或口服补液，可以将造影剂及时排出，起到保护肾功能及补充血容量的双重效果。

四、案例分析

患者黄某，男性，64 岁，因"胸痛 4 小时余"于 2022 年 4 月 3 日 3:00 收入院，患者诉 4 h 前突发胸痛（疼痛评分 6 分），程度剧烈，伴大汗淋漓，伴气促、呼吸困难，自行口服速效救心丸，效果欠佳。到我院急诊就诊，心电图示：窦性心律，ST 段抬高（V1 ～ V6）。患者血压 81/49 mmHg，床旁肌钙蛋白 0.18 mg/L。同日 3:30 行急诊经皮冠状动脉内支架植入术 + IABP 辅助循环术，术中血压 75/42 mmHg；患者全身湿冷，予阿拉明静脉注射，前降支植入支架 1 枚，5:00 术毕，收入心血管重症监护病房（CCU）。

患者神志清，双侧瞳孔等圆等大，直径约 2.5 mm，对光线反应敏感。心率 113 次/分，窦性心动过速，血压 90/59 mmHg（去甲肾上腺素静脉泵入维持），指尖血氧 92%，全身湿冷，双肺闻及湿啰音，咳粉红色泡沫痰。持续 IABP 仪辅助循环，心电图（electrodiogram，ECG）触发模式，辅助频率 1:1，反搏压 80 mmHg。入院后予留置尿管，抗心衰、强心、升压、利尿、护胃等治疗。

护理评估：日常生活活动能力（ADL）评分 10 分，非计划拔管评分 6 分，深静脉血栓风险评估（Padua）评分 4 分，Braden 评分 13 分。

病例分析：患者急性 ST 段抬高型心肌梗死诊断明确，目前正处于疾病急性期，并伴随心脏功能的严重损害和心力衰竭，因此应该重视并采取积极措施。使用系统评估方式评估患者存在的和潜在的疾病及护理方面的风险，根据护理原则制定完善的护理管理策略。风险评估及护理防控策略详见表 1 – 1。

表 1 – 1　急性冠状动脉综合征风险评估及护理防控策略

系统	风险	发生原因	防控策略
循环系统	心源性休克	心肌坏死、心排出量急剧下降、血容量不足	1. 绝对卧床休息，改变体位动作宜慢 2. 积极治疗相关疾病：急性心肌梗死患者积极介入治疗，尽快开通堵塞血管，改善血流灌注 3. 监测心率、血压变化，可应用升压药、血管扩张药 4. 补充血容量，以晶体溶液为主，必要时遵医嘱予胶体溶液治疗 5. 持续 IABP 辅助循环，床头抬高不超过 30° 6. 低流量吸氧，保持血氧不低于 95% 7. 观察记录实验室结果 8. 保持良好情绪，切忌大悲大喜 9. 排便勿用力，必要时予缓泻剂治疗 10. 血容量低时注意保暖

续上表

系统	风险	发生原因	防控策略
循环系统	再灌注心律失常	心肌缺血缺氧后出现损伤坏死导致电活动不稳定	1. 监测心率、心律变化，必要时可予抗心律失常药物 2. 及时补充血容量，维持血压稳定 3. 可应用钙通道阻滞剂，控制心室率 4. 使用抗氧自由基制剂，降低细胞损伤 5. 及时纠正水电解质紊乱及酸碱平衡紊乱 6. 除颤仪备用状态，发生室颤时立即采用电除颤
	急性左心衰	心肌梗死后，心脏舒缩力减弱	1. 监测呼吸频率、血氧情况 2. 持续低流量吸氧，维持血氧不低于95% 3. 给予强心、利尿、血管扩张药物减轻左心室前后负荷 4. 控制补液速度、饮水量，观察并记录24 h出入量 5. 观察水肿情况，每天测量腿围 6. 卧床休息，减少活动 7. 动态观察脑钠肽（brain natriuretic peptide，BNP）变化，及时记录并汇报 8. 注意保暖，避免受凉、感染
呼吸系统	急性肺水肿	心肌梗死后左心室排出血量减少，大量血液聚集在肺循环中，导致肺循环淤血	1. 动态评估双肺听诊情况 2. 充分供氧，必要时行机械通气治疗，纠正低氧血症 3. 降低肺血管压力，改善肺血管通透性 4. 保持情绪稳定，必要时镇静 5. 糖皮质激素抑制炎性反应，预防、控制感染
消化系统	消化道出血	疾病应激状态	1. 密切关注神志、面色、血压变化 2. 观察头晕、心悸、四肢厥冷、出汗等失血性周围循环衰竭症状 3. 关注排便情况，如大便颜色、性质、量、次数 4. 观察并记录腹胀、腹痛情况 5. 动态监测血常规有无异常 6. 必要时遵医嘱使用胃黏膜保护药
泌尿系统	造影剂肾病	使用造影剂	1. 术后加强管理饮水情况 2. 遵医嘱予水化，必要时行血液透析 3. 注意观察肌酐值 4. 观察尿量、尿的性质，注意是否有泌尿道出血发生

续上表

系统	风险	发生原因	防控策略
泌尿系统	泌尿系感染	留置尿管	1. 使用抗逆流集尿袋，妥善固定于床旁，集尿袋高度不得高于膀胱高度并避免挤压 2. 保持外阴清洁，会阴抹洗，每天 2 次 3. 使用硅胶导尿管，避免频繁更换导尿管而增加感染概率 4. 保持导尿管与引流管连接处清洁，注意观察尿液的颜色及量，保持每天尿量在 2000 mL 以上 5. 每天评估留置导尿的必要性，尽早拔除导尿管
其他	压力性损伤	急性心肌梗死、限制卧床休息	1. 全身受压处及管道受压处使用减压敷料保护 2. 每 2 h 翻身 1 次，赛肤润外涂受压部位皮肤 3. 注意观察手术穿刺口压迫情况，避免过度压迫，造成皮肤缺血缺氧坏死 4. 加强营养摄入，必要时请营养科协助制订营养计划
	下肢深静脉血栓形成	卧床	1. 遵医嘱使用低分子肝素抗凝治疗，使用过程中注意观察有无出血症状，如有无腹痛、乏力等 2. 每班观察双下肢皮温、皮色，有无肿胀、疼痛和压痛、足背动脉搏动，发现异常及时告知医生 3. 鼓励并协助患者在床上进行踝泵运动，2 次/天，每次 30 min，病情允许时，健侧肢体可做直腿抬高运动 4. 协助患者每 2 h 翻身 1 次 5. 指导患者多做深呼吸、咳嗽动作以增加横膈的运动，减少胸腔内的压力，促进下肢血液回流 6. 定期行下肢的彩色多普勒检查，确诊患肢有无深静脉血栓的发生，观察患者有无胸闷、呼吸困难、发绀等肺栓塞表现

参考文献

［1］中国医师协会急诊医师分会，国家卫健委能力建设与继续教育中心急诊学专家委员会，中国医疗保健国际交流促进会急诊急救分会. 急性冠状动脉综合征急诊快速诊治指南（2019）［J］. 临床急诊杂志，2019，20（4）：253－262.

［2］中华医学会心血管病学分会，中华心血管病杂志编辑委员会. 急性 ST 段抬高型心肌梗死诊断和治疗指南（2019）［J］. 中华心血管病杂志，2019（10）：766－783.

［3］中华医学会心血管病学分会，中华心血管病杂志编辑委员会. 非 ST 段抬高型急性冠状动脉综合征诊断和治疗指南（2016）［J］. 中华心血管病杂志，2017，45（5）：359－376.

［4］中华医学会心血管病学分会介入心脏病学组，中国医师协会心血管内科医师分会血栓防治专业委员会，中华心血管病杂志编辑委员会. 中国经皮冠状动脉介入治疗指南（2016）［J］. 中华心血管病杂志，2016，44（5）：382－400.

［5］中国高血压防治指南修订委员会，高血压联盟（中国），中华医学会心血管病学分会中国医师协会高血压专业委员会，等. 中国高血压防治指南（2018年修订版）［J］. 中国心血管杂志，2019，24（1）：24－56.

［6］国家心血管病中心，中国医师协会心力衰竭专业委员会，北京护理学会，等. 成人急性心力衰竭护理实践指南［J］. 中国护理管理，2016，16（9）：1179－1188.

［7］中华医学会心血管病学分会预防学组，中国康复医学会心血管病专业委员会. 冠心病患者运动治疗中国专家共识［J］. 中华心血管病杂志，2015，43（7）：575－588.

［8］颜红兵，向定成，刘红梅，等. ST段抬高型急性心肌梗死院前溶栓治疗中国专家共识［J］. 中国介入心脏病学杂志，2018，26（4）：181－190.

［9］谈定玉，吕菁君，罗杰英. 急诊成人经鼻高流量氧疗临床应用专家共识［J］. 中国急救医学，2021，41（9）：739－749.

［10］中华护理学会重症专业委员会，中国医学科学院护理理论与实践研究中心，国家心血管病中心，等. 冠状动脉旁路移植术后置入主动脉内球囊反搏护理专家共识［J］. 中华护理杂志，2017，52（12）：1432－1439.

（王晓琳　曾其运）

第二章　心力衰竭

随着全球老龄化的不断加剧，急性心力衰竭（简称心衰）已经成为65岁以上老年人入院的主要病因，其中15%～20%是由新发心衰引起的，而大多数是由原有的慢性心衰症状的急性恶化所致。

慢性心力衰竭是各种心脏疾病的终末阶段，根据中国心衰中心联盟2022年报道，我国心衰患者的患病率及死亡率呈持续上升趋势。2017年的数据分析显示：25岁及以上成人心衰患者约有1210万，每年新增约300万。心衰患者的死亡率、再住院率高，且患者生活质量差，医疗花费在增加，给社会和经济造成了巨大的负担。

一、定义及病因

（一）定义

急性心力衰竭

急性心力衰竭（acute heart failure，AHF）是指心衰症状和体征迅速发生或恶化。急性心力衰竭包含急性左心衰竭和急性右心衰竭两种类型，临床上以急性左心衰竭最为常见。急性左心衰竭是指急性发作或加重的左心功能异常所致的心肌收缩力明显降低，造成心排血量骤降、肺循环压力突然升高、周围循环阻力增加，引起肺循环充血而出现急性肺淤血、肺水肿并可伴组织器官灌注不足和心源性休克的临床综合征。急性右心衰竭是指某些原因使右心室心肌收缩力急剧下降或右心室的前后负荷突然加重，从而引起右心排出量急剧降低的临床综合征。

急性心力衰竭根据临床分型分为：干暖、干冷、湿暖、湿冷四大类。

干暖：体/肺循环没有明显淤血，外周组织灌注情况良好，这表明机体正处于代偿状态。

干冷：体/肺循环没有明显淤血，但机体处于低血容量、低灌注状态。

湿暖：体/肺循环淤血有症状，通常根据血压升高或正常，分为血管型（液体再分布，以高血压为主）和心脏型（液体蓄积，以淤血为主）。

湿冷：体/肺循环淤血明显，收缩压小于 90 mmHg 提示外周阻滞、灌注差，是比较危及生命的状态。

慢性心力衰竭

慢性心力衰竭（chronic heart failure，CHF）是慢性心功能不全出现症状时的称谓，是各种病因所致心脏疾病的终末阶段，美国心脏协会（American Heart Association，AHA）把慢性心力衰竭定义为一种复杂的临床综合征，是各种心脏结构或功能疾病损伤心室充盈和（或）射血能力的结果。慢性稳定性心衰是指患者的症状和体征已经持续了 1 个月或更长时间；慢性心衰加重是指慢性心衰患者在病情稳定的情况下突发的症状和体征加重导致机体失代偿，而突发的失代偿则可能会引发急性心衰。

（二）病因

急性心力衰竭

新发心衰和慢性心衰急性发作的病因不同。新发心衰常见于急性心肌坏死和（或）损伤、急性血流动力学障碍。心肌缺血是最常见的原因，占比高达 30.1%。慢性心衰急性发作常由未定时服用药物、感染、过度劳累、应激反应、心肌缺血等引起。

慢性心力衰竭

冠状动脉粥样硬化性心脏病、高血压、风湿性心脏病是慢性心力衰竭最主要的病因。感染、劳累或应激反应、心肌缺血是心力衰竭加重的主要诱因，其他诱因还包括心律失常、电解质紊乱、贫血等。

二、疾病特点及处理原则

（一）疾病特点

急性心力衰竭

急性心力衰竭起病急，发作迅速，院内死亡率可达 4%～10%，出院后 1 年死亡率可高达 25%～30%。症状与体征较典型，缺氧和严重呼吸困难若不及时缓解，死亡率高。

慢性心力衰竭

1. 肺循环淤血

肺循环淤血主要表现为呼吸困难，患者通常是由劳力性呼吸困难逐渐加重至夜间呼吸困难，端坐呼吸。多数老年患者的呼吸困难不明显，常伴有运动耐量下降、疲劳等不适。

2. 体循环淤血

体循环淤血主要表现为水肿、腹胀、纳差、巩膜黄染、少尿或无尿等。

3. 体征

颈静脉怒张、肝颈静脉回流征阳性及下肢水肿等，听诊肺部啰音、第三心音（奔马律）。

（二）处理原则

急性心力衰竭

治疗的目标是改善心衰症状，使血流动力学状态稳定，并且维护好重要脏器的功能，同时做好复发预防，改善患者预后。

1. 一般处理

体位管理、吸氧、救治准备、出入量管理。

2. 药物治疗

镇静、利尿、解除支气管痉挛、强心、血管活性药物。

3. 机械辅助治疗

使用机械通气治疗、连续性肾脏替代治疗（continuous renal replacement therapy，CRRT）以及机械辅助循环支持装置治疗，改善患者预后。

4. 病因治疗

略。

慢性心力衰竭

近期治疗目标是减轻心衰患者的症状、减少慢性心衰急性发作。远期治疗目标是预防心力衰竭并发症的发生及降低死亡率。

1. 一般治疗

一般治疗包括患者教育、休息和活动、体重管理、饮食管理、控制钠盐的摄入。

2. 病因治疗

病因治疗包括治疗基本病因、消除诱因。

3. 药物治疗

药物治疗包括应用利尿剂、扩血管药物、正性肌力药物、β受体阻滞剂。

三、护理

(一) 基础监测与护理

急性心力衰竭

1. 血压监测

急性心力衰竭产生心源性休克，其主要表现为持续性低血压，收缩压可下降至 90 mmHg 以下，且持续 30 min 以上。治疗上遵医嘱用药，以维持血流动力学的稳定，保持收缩压在 90 mmHg 以上。主动脉内球囊反搏（IABP）是在药物治疗效果不佳时采取的一项有效措施，主要是降低心肌耗氧量和增加心排血量，以达到改善心衰的目的。对于高血压急症的心衰患者，遵医嘱使用血管扩张药物进行降压治疗。在治疗中，应避免血压骤降而引起脑供血供氧不足。血压控制的目标是初始阶段应在 1 h 内保持平均动脉压（mean arterial pressure，MAP）在治疗前水平的 25% 即可，收缩压低于 140 mmHg，但血压不低于 120/70 mmHg。

2. 呼吸监测

突发呼吸困难是急性左心衰患者的主要症状，严重时患者不能平卧，且呼吸频率高达 30 ~ 50 次/分，同时可伴有咳嗽和咳白色或粉红色泡沫痰。治疗上，应协助患者采取端坐位或半坐位，并且双腿处于下垂状态，以减少静脉回流，立即给予高流量吸氧，必要时可选择使用无创呼吸机持续加压、双水平气道正压给氧、高流量湿化氧疗或气管插管呼吸机辅助通气。氧疗过程中密切监测氧疗疗效，根据动脉血气分析结果选择合适的氧疗方式，持续进行心电监护及血氧饱和度监测，开通静脉通道，协助医生做好抢救准备。

3. 脉率和心率的监测

不明原因的心率增快（15 ~ 20 次/分）可能是左心功能降低的最早期预兆，心率快是老年充血性心力衰竭患者院内发生急性心力衰竭的独立危险因素之一。心率控制多采用 β 受体阻滞剂或去乙酰毛花苷注射液静脉给药，目标心率建议为休息时低于 80 次/分。患者烦躁时，协助做好生活护理，遵医嘱给予镇静药物，注意推注速度宜缓慢，推注时观察呼吸有无抑制。

4. 意识监测

急性心力衰竭产生心源性休克时，有四肢湿冷、少尿、头晕、神志模糊，脉压下降等灌注不足的表现，需密切关注患者意识变化，若有异常及时告知医生，并协助医生进行机械辅助治疗。

5. 容量监测

急性心力衰竭发作时，建议留置导尿管，遵医嘱使用利尿药物，严密监测尿量情况。摄入的液体量控制在 1500 mL/d 以内，最多不超过 2000 mL/d，同时保持出入量的负平衡，大约为 500 mL/d。肺水肿严重的患者，负平衡量应保持在 1000 ~ 2000 mL/d，有时候甚至能够超出 3000 ~ 5000 mL/d 的范围。当肺淤血和水肿明显减轻时，应该逐渐降低负平衡的目标量，并使其保持在较为稳定的水平。密切监测血压、中心静脉压情况，避免产生低血容量；观察电解质情况，特别留意有无发生低血钾。

6. 压力性损伤的监测

患者急性心力衰竭发作时，呼吸困难、出汗多、周围循环差、被动体位等情况，使急性心力衰竭发作患者成为压力性损伤的高危人群。有条件者可使用静压床垫，在皮肤受压部位，特别是骶尾部，使用新型敷料、体位管理及除压手套等措施，在急性发作时尽量减少搬动患者，以减少心肌耗氧量。保持床单位平整，及时更换汗湿的衣物、被服，更换时注意尽量减少患者活动。高流量氧疗时，注意鼻腔、耳郭部位使用敷料进行减压。呼吸机辅助通气时，注意颈部皮肤及口唇部位均使用敷料进行减压。各班做好皮肤交接及记录。

7. 营养监测

急性心力衰竭患者存在呼吸困难、缺氧等表现，发作时不应进食，症状改善后，部分患者仍存在胃口欠佳现象，因此需要进行营养风险筛查。使用 NRS-2002 进行营养风险筛查，若总评分大于 3 分，则表明存在营养风险，护理人员应联系营养师会诊，进行全面的营养状况评估，以制订有效的营养支持方案，并确保其得到妥善实施。

8. 心理支持

突发的急性左心衰使部分患者有濒死感，产生对死亡的恐惧和对疾病预后的担忧，这给患者增加了严重的心理负担。在工作中应加强对患者的人文关怀，告知规范服药的重要性，加强患者自我管理的能力。

慢性心力衰竭

1. 生命体征监测

慢性心力衰竭患者的心脏泵血功能下降，无法有效泵血，导致血压下降、心率增快、呼吸急促、气短。肺部充血和液体积聚，影响气体交换，血氧饱和度下降。应严密监测生命体征的变化，指导患者限制体力活动，对患者做好心理护理，避免其精神紧张，做好防跌倒宣教，避免血压过低引起脑供血不足而导致黑蒙等。嘱患者遵医嘱用药，治疗目标为：降低心率，减少心脏耗氧量，达到心衰患者静息状态下最佳的心率范围（55 ~ 60 次/分）；而房颤合并心衰患者最佳心室率应该为 60 ～ 100 次/分，最高不得超过 110 次/分。若为高血压引起的心衰，则血压控制目标为低于 130/80 mmHg。

2．出入量监测

对于严重水肿患者，其尿量应为 1000 ～ 2000 mL/d，甚至可以调节到 3000 ～ 5000 mL/d，以达到最佳的容量状态；3 ～ 5 d 后，如果水肿明显消退，再逐步减少液体的摄入，直至达到出入量基本平衡。对于行动方便的患者，可进行晨起干体重监测。干体重是指每天监测患者空腹状态下、晨起排完大小便后，穿同一件衣服、同一时间、同一状态下的体重（单位：kg），如果连续 3 d 体重波动在 0.5 kg 以下，一般认为是达到了干体重。如果 3 d 内体重增加 2 kg，则需要及时调整用药。用药过程中注意指导低钠饮食，注意观察电解质情况，特别是钾离子水平。

3．血糖监测

糖尿病患者的心衰发生率高达 9% ～ 22%，可增加住院风险，甚至是死亡风险。在慢性心力衰竭患者合并糖尿病的情况下，应将糖化血红蛋白水平控制在 7.0% 以下。该类患者的血糖控制目标可适当放宽，一般空腹血糖控制在 7.8 ～ 10.0 mmol/L，餐后 2 h 血糖控制在 7.8 ～ 13.9 mmol/L 即可。除了监测血糖外，综合生活方式干预也尤为重要，病情允许的情况进行体重的管理和体育锻炼有利于血糖的控制及疾病的预后。

4．营养监测

慢性心衰患者由胃肠道淤血导致胃纳差，34% ～ 70% 的患者可出现营养不良，其中，超过 10% 的患者出现极度消瘦、贫血、无力、卧床、无自理能力、全身衰竭等一系列症状和体征。缺乏充足的营养可能会使住院患者更容易出现感染性疾病，从而大大提高治疗成本，延长住院期限。使用营养风险筛查量表（NRS-2002）进行营养风险筛查，动态评估患者的营养状况，若评分 >3 分，则表明存在营养风险，护理人员应立即联系营养师，进行全面的营养状况评估，以制定有效的营养支持方案，并确保其得到妥善实施。支持在入院 24 h 内进行营养不良风险筛查，结合患者的症状和体征、检查检验结果采取个体化营养支持策略。

5．压力性损伤的监测

心衰患者常由病情导致全身重度水肿，自理能力下降、体位受限，慢性心力衰竭患者为压力性损伤高危患者，可通过 Braden 评估量表动态评估风险。协助患者每 2 h 翻身 1 次，条件允许时可选取静压床垫以缓解皮肤受压面积和压力，并在受压部位局部使用减压敷料；移动、搬动患者时动作宜轻柔，避免拖、拽、拉等动作；对于双下肢水肿的患者，垫高双下肢，悬空足跟。对于有活动功能障碍的患者，注意保持其功能位，可使用足托、枕头等辅助工具；对于男性患者阴囊处水肿，可使用水垫或棉垫垫高阴囊以达到最佳治疗效果。对于留置管道的患者，需要每班检查，警惕出现器械性的压力损伤，必要时可使用水胶体、有边型薄型泡沫敷料（美皮康）等减压。

6. 心理护理

慢性心力衰竭患者由于长期反复住院，容易产生抑郁、焦虑及被孤立感，应给予患者生活方式指导及药物治疗指导，通过有效自我管理，增加患者治疗信心，通过心理护理，获得家庭支持。

（二）并发症监测与护理

急性心力衰竭

1. 心源性休克

心源性休克可表现为全身灌注不足和血流动力学异常。MAP 应至少达到65 mmHg，该目标值可作为心源性休克患者使用正性肌力药物和（或）血管活性药物的参考值，低于该目标值则需要以上药物治疗；若患者既往有高血压病史，则该目标值更高。使用机械辅助装置可以有效地帮助心源性休克患者恢复正常的血液循环，其中包括 IABP、ECMO 等技术。

2. 呼吸衰竭

急性心衰合并呼吸衰竭时，及时使用无创通气可改善症状，改善氧合。如果呼吸衰竭进一步加重，无创通气不能改善患者的症状，经评估后有插管指征者应实施辅助通气治疗。

3. 心源性晕厥

神经反射和低血压和（或）心脏射血分数低于35%的血液流量可能会导致晕厥。心源性晕厥发作大多是短暂的，通常发作后意识马上恢复。晕厥不及时恢复并且出现四肢抽搐、呼吸暂停和发绀的表现，称为阿-斯综合征。一旦患者出现阿-斯综合征，应积极配合医生进行各项抢救治疗，建立静脉通道，行心肺复苏、电除颤等治疗。

4. 脑卒中

心衰患者发生栓塞事件的栓子来源之一，被普遍认为是左心系统栓子。血栓脱落容易导致脑卒中发生。同时，急性心衰患者血压低，严重时出现心源性休克，容易导致脑部低灌注。因此，在护理此类患者的过程中，要注意控制好血压，避免血压过低的情况，同时观察患者有无出现一侧肢体麻木或无力、言语不清，甚至意识障碍等脑卒中的表现。及时发现病情变化、报告医生并配合处理，以免延误脑卒中的救治，影响患者的预后。

5. 心肾综合征

急性心衰引起的血流动力学改变、液体潴留、炎症反应及药物治疗等因素，都可能导致肾功能衰竭（简称肾衰竭）的发生，因此，须严密监测尿液的颜色、性质、量，监测肾功能损伤标志物，及早识别肾衰竭的情况。严重的肾衰竭患者，尤其是已有电解质紊乱和难治性水肿的患者，应及早做血液透析，以减轻心脏前后负荷。

6. 恶性心律失常

受心肌缺血、心室扩张、电解质紊乱、自主神经系统紊乱及药物治疗等因素影响，急性心力衰竭患者容易发生恶性心律失常。需严密监测心电监护情况，发现异常及时报告医生并进行心电图检查，监测电解质，及时纠正电解质紊乱现象。

7. 电解质紊乱

低钾血症是常见的电解质紊乱，急性心衰患者在使用利尿剂的过程中极易诱发低钾血症，轻中度低钾血症即可增加发病率和死亡率。推荐血钾维持在 4.0 ～ 5.0 mmol/L，正常低值（3.5 ～ 4.0 mmol/L）也有可能是诱发恶性心律失常的风险因素之一。

8. 下肢深静脉血栓

急性心衰发作时长期的被动体位容易导致下肢深静脉血栓形成，栓子脱落容易引起肺栓塞的发生。启用 Padua 评分量表对急性心衰患者进行血栓风险评估，分数不低于 4 分可启用深静脉血栓风险护理单，落实观察要点和针对性的个性化预防措施，预防下肢深静脉血栓形成。在排除已有下肢静脉血栓等禁忌症后，尽早行踝泵运动或气压泵治疗。

慢性心力衰竭

1. 脑梗死

慢性心力衰竭会导致心脏泵血功能不足，血压下降，还可导致脑部血流灌注不足而增加脑梗死的风险。特别是合并心房颤动的患者，发生脑梗死的概率远高于普通的慢性心力衰竭患者。因此，医护人员需要密切观察患者的神志、肌力、吞咽及语言功能等变化。发现病情变化及时处置，如进行介入性手术和或抗凝治疗，降低患者致死致残率。

2. 肺栓塞

血液呈高凝状态、右心腔内附壁血栓、肺循环淤血、血管内皮损伤等有可能导致慢性心力衰竭的患者发生肺栓塞；对于慢性心力衰竭患者，长期卧床也是诱发肺栓塞的因素之一。一旦患者有突发性的呼吸困难、胸痛、咳嗽咳痰等，结合患者的症状、体征及检查检验结果应排除有无肺栓塞发生的可能。对于有自理能力的慢性心力衰竭患者,若其病情趋向稳定,应鼓励其早期进行心脏康复锻炼;对于卧床患者,注意加强翻身和肢体被动功能锻炼。

3. 心脏性猝死

慢性心衰患者心脏性猝死(sudden cardiac death,SCD)是慢性心力衰竭患者最为严重的并发症之一,大约占心衰患者总死亡原因的50%,而当左心室射血分数不超过35%时,应该采取措施,如卧床休息、做好容量管理、保持情绪稳定,以及保持大便通畅,特别是要确保电解质血钾水平不低于4.0 mmol/L,警惕恶性心律失常及心源性晕厥的发生。植入性心律转复除颤器(implanted cardioverter defibrillator,ICD)可以有效阻止SCD的发生,因此ICD的使用已成为一种重要的一级预防策略。

4. 心源性休克

慢性心力衰竭的晚期阶段,当心衰患者出现持续性的低血压,血压值低于90 mmHg,持续时间超过30 min,并伴有记忆力下降、四肢冰冷、尿量少于30 mL/h、乳酸水平低于2 moL/L等症状和指标时,应立即配合医生采取抢救措施,如快速建立静脉输液通道,休克体位摆放,密切关注血压差的变化、意识状态和末梢循环的变化等。

5. 心律失常

慢性心力衰竭患者常常伴随心脏电生理异常,常见的心律失常有心房颤动、室性心动过速、房室传导阻滞及心室颤动等。无论是何种类型的心律失常,医护人员均应密切做好对患者生命体征的观察,及时发现异常、配合医生实施治疗。同时注意备好抢救用物,纠正诱因,积极治疗原发病。

6. 泌尿系感染

频繁使用利尿剂或部分患者行动受限,可能引发尿潴留、尿失禁等情况,这些情况都可能导致泌尿系感染的发生,因此,采取有效的预防措施显得尤为重要。对于留置尿管的患者,应妥善固定管道,保持引流管通畅及引流管位置低于膀胱区,使用抗逆流引流袋,保持会阴处干洁。

7. 便秘

约40%的慢性心力衰竭患者合并便秘的症状,用力排便会加重心脏负荷,严重时可能会诱发严重不良事件的发生。部分患者在使用缓泻剂的过程中可能会出现腹泻、电解质紊乱,也易产生药物依赖等不良反应,建议使用温和的缓泻剂,如乳果糖。也可用开塞露塞肛促进排泄(患者取左侧卧位,按顺时针方向环形按摩腹部,开塞露尽量保留5～10 min后再排便);另外,中医理疗也可改善慢性心力衰竭患者便秘的症状,如穴位贴服联合穴位推揉、足浴等。

8. 下肢深静脉血栓形成

慢性心力衰竭患者由于下肢水肿严重,加之长期卧床、活动能力降低,自理能力受限，而治疗方面又以利尿、脱水为主，导致血液浓缩，多种因素造成下肢深静脉血栓的发生风险增加。Padua 评分能正确评估患者的血栓风险，对评分不低于 4 分的患者建立深静脉血栓风险评估单，每天观察足背动脉搏动情况，观察皮肤颜色、温度和腿围的变化，并对比。予抬高下肢 15°，排除下肢静脉血栓后予气压泵治疗，也可指导患者自主行踝泵运动。一旦发现下肢有肿胀、疼痛感、麻木等症状，应行彩超检查排除下肢深静脉血栓。

9. 电解质紊乱

使用药物治疗可导致电解质紊乱，须严密监测电解质情况，尤其是血钾浓度，一般血钾维持在 4.0～5.0 mmol/L 为宜，部分患者服用保钠利尿剂的时候可能会出现血清钠含量高于 145 mmol/L。护理人员应识别高钠血症的症状：口渴、皮肤和口腔干燥、头晕、乏力、尿量减少、注意力不集中等，晚期可能会出现脑部缺水的症状，包括情绪低落、易怒、精神恍惚、嗜睡、痉挛或癫痫发作及昏迷等；肌肉紧张和反射亢进是常见的症状，严重时可能导致死亡。

10. 跌倒/坠床

慢性心力衰竭患者疲劳、气短等症状会影响患者日常生活与身体活动能力，再加上老龄化、用药等，都会增加患者跌倒的风险。对入院患者常规进行跌倒风险评估，准确筛查出高危患者并根据风险因素进行干预。落实患者衣食住行各方面的防跌倒措施，减少跌倒发生。

四、案例分析

案例一

患者钱某，女，69 岁，患者因突发"胸闷、胸痛，气促 1 小时"于 2022 年 5 月 15 日 16:50 由家人呼叫"120"救护车送入我院急诊，急查心电图提示：窦性心律，V1～V4 导联 ST 段弓背向上抬高。检验结果提示：肌钙蛋白 I 3.51 ng/mL，氨基末端脑钠肽前体（NT-proBNP）5654 μg/mL，血钾 3.43 mmol/L。立即予开通绿色通道行急诊 PCI，术中患者突发冷汗、气促、不能平卧，伴咳嗽咳粉红色泡沫痰，血压 76/42 mmHg，立即行 IABP 术，安返病房后予告病危，特级护理，予强心、利尿、扩冠、稳定斑块等对症处理。患者于同日 23:15 突发血氧饱和度降至 75%，立即予床边气管插管，呼吸机辅助呼吸。

诊断：冠状动脉粥样硬化性心脏病急性心肌梗死心功能Ⅳ级；急性心力衰竭（失代偿期）；急性呼吸衰竭；高血压 3 级（极高危）。

护理评估：ADL 评分 0 分，防跌倒风险评分 4 分，下肢深静脉血栓风险评分 5 分，Braden 评分 9 分，营养评分 3 分，防脱管评分 3 分。

病例分析：患者为急性心肌梗死术中发生急性左心衰，目前病情危急，病情复杂，因此应采取有效的护理措施，以降低患者并发症的发生率，降低死亡率，改善患者的预后。按系统评估方法对其存在的疾病和护理方面的风险进行全面的评估，以便根据护理原则制定出完善的护理管理策略。风险评估及护理防控策略详见表2-1。

表2-1 急性左心衰风险评估及护理防控策略

系统	风险	发生原因	防控策略
神经系统	脑卒中	低血压引起脑灌注不足	1. 严密监测 IABP 机器的运作情况，维持平均动脉压不低于 65 mmHg 2. 密切观察患者生命体征的变化，特别是血压和血氧饱和度变化 3. 严密监测瞳孔变化，动态评估镇静评分，尽量减少镇静药物的使用 4. 动态进行神经功能评估 5. 监测体温，维持体温在正常范围内，尽量减少头部耗氧量 6. 病因治疗：积极应用强心、利尿等改善心功能药物 7. 使用抗血小板/抗凝药物时注意观察有无出血倾向，观察有无皮下出血、眼球结膜充血、牙龈出血、血尿、黑便、胃液颜色等 8. 动态监测血小板的计数、凝血功能、血红蛋白、大便隐血、胃液等，遵医嘱调整抗凝药物 9. 翻身动作宜轻柔，禁忌突然改变体位
循环系统	心室电风暴	缺血、失代偿期心力衰竭、感染、电解质紊乱等	1. 密切观察患者生命体征的变化，准确识别恶性心律失常 2. 保持静脉通路通畅 3. 床边备除颤仪、抢救车 4. 动态监测电解质的变化，遵医嘱补充钾、镁制剂，维持血钾浓度在 4.5 ～ 5.0 mmol/L 5. 动态监测心电图、心肌酶、肌钙蛋白 I 等化验值

续上表

系统	风险	发生原因	防控策略
呼吸系统	医院获得性肺炎或有创呼吸机相关性肺炎	白细胞增高、痰液过多、急性肺水肿、肺部感染	1. 床头抬高 30°～45° 2. 每天唤醒，尽量减少镇静药物的使用，每天评估患者有创机械通气的必要性，尽早脱机 3. 按需吸痰，注意手卫生 4. 保持气囊压 25～30 cmH₂O 5. 及时倾倒冷凝水 6. 每 6～8 h 进行 1 次口腔护理，推荐口腔护理液使用洗必泰漱口液 7. 每周更换 1 次呼吸机管道，有肉眼可见污渍时及时更换 8. 应严格遵守无菌技术操作规程 9. 协助患者早期活动 10. 翻身拍背，动态了解患者肺部影像学的结果
	误吸	与使用呼吸机时反流有关	1. 翻身前评估是否需要吸痰，吸痰后进行翻身、扣背 2. 每 6～8 h 进行 1 次口腔护理，推荐口腔护理液使用洗必泰漱口液 3. 维持气囊压 25～30 cmH₂O 4. 鼻饲前确认胃管在胃内 5. 每 4 h 监测 1 次胃残余量（gastric residual volume, GRV），摇高床头 30°～45° 6. 遵医嘱使用胃动力药 7. 鼻饲时注意泵入速度，进行鼻饲液加温处理 8. 必要时留置鼻肠管
消化系统	应激性溃疡	疾病应激状态	1. 严密观察胃液的颜色、性质、量，有异常时及时告知医生 2. 观察大便的颜色，有无黑便或柏油样便 3. 监测电解质、血红蛋白等实验室指标 4. 遵医嘱使用保护胃黏膜的药物，观察药物的疗效及不良反应 5. 注意肠内营养的速度、温度、鼻饲的量

续上表

系统	风险	发生原因	防控策略
消化系统	腹泻	抗菌药治疗、肠内营养导致功能异常	1. 便后及时清理，动作宜轻柔，避免用力擦拭动作，使用蘸取式擦拭方法 2. 使用吸水性良好的护理垫和尿片，污染时及时更换 3. 使用洁肤液＋无纺巾组合对皮肤进行清洁，待干后使用伤口保护膜和造口粉保护皮肤 4. 遵医嘱服用肠道菌群调节剂，必要时留取大便送检 5. 大便次数超过 3 次/天，及时告知医生处理 6. 根据大便性状、次数和量，选择合适的隔离工具
泌尿系统	心肾综合征	急性心力衰竭、炎症、液体潴留	1. 动态监测肾功能、BNP 指标的变化 2. 容量管理，准确记录 24 h 出入量 3. 使用利尿剂时注意监测电解质的变化 4. 使用强心药、血管扩张剂时注意血压不低于目标值，保证机体灌注 5. 必要时行超滤治疗
全身情况	肢体缺血	IABP 穿刺相关并发症	1. 每班评估记录双下肢皮温、皮色、肌张力、足部动脉搏动情况 2. 使用超声波多普勒仪评价动脉的血流频谱 3. 注意观察置入侧肢体有无出现"6P"征（对应症状的英文名称中都含有字母"p"）——疼痛、苍白、无脉、麻痹、感觉障碍、皮温异常 4. 注意肢体的保暖 5. 血流动力学稳定的情况下，每 2 h 翻身 1 次，置管侧肢体保持功能位，抬高 15°，防止过度弯曲 6. 遵医嘱使用抗凝药物 7. 下肢被动运动，排除下肢静脉血栓后非术肢可使用间歇性充气压力泵
	腹膜后血肿	IABP 穿刺相关并发症	1. 观察穿刺点敷料渗血渗液的情况 2. 警惕血压下降、心率增快、末梢湿冷、腹部隆起等症状及体征 3. 动态监测血红蛋白的变化

续上表

系统	风险	发生原因	防控策略
全身情况	血栓和栓塞	留置IABP管道后卧床	1. 定期进行血栓风险评估 2. 观察下肢腿围、皮温及足背动脉搏动情况 3. 监测D-二聚体等实验室指标 4. 遵医嘱使用抗凝药物、抗血小板药物 5. 保持大便通畅，避免腹压升高，影响下肢静脉回流 6. 警惕胸痛、呼吸困难、血压下降等肺栓塞症状 7. 密切关注患者有无出血症状，包括皮肤黏膜瘀点瘀斑、牙龈出血、血尿、黑便等 8. 非术肢使用间歇充气加压治疗，治疗前完善下肢动静脉彩超
	压力性损伤	与限制性体位、营养、使用器械辅助治疗有关	1. 动态评估压力性损伤的风险 2. 根据风险选择合适的预防压力性损伤的器具：静压床垫、泡沫敷料或水胶体敷料 3. 做好体位管理，使用除压手套进行局部减压 4. 置管侧肢体保持功能位，抬高15°，防止过度弯曲 5. 保持床单位平整，翻身避免拖、拉等动作 6. 进行营养风险筛查评估，加强营养，必要时请营养科会诊 7. 正确摆置管道，预防管道机械性损伤 8. 每班做好床边皮肤交接
	感染	与留置气管插管、IABP、尿管等有关	1. 动态监测降钙素原、血常规等的变化 2. 换药时严格遵守无菌技术操作原则，进行正确的皮肤消毒 3. 使用无菌透明、透气好的敷料覆盖穿刺点，高热、出汗以及穿刺处出血、渗出的患者应当使用无菌纱布覆盖穿刺点，定期更换置管穿刺点覆盖的敷料 4. 使用抗逆流的引流袋，保持管道的通畅，使用生理盐水清洁，抗菌喷剂隔离 5. 监测体温、白细胞计数，抗生素使用的效果及不良反应 6. 如有发热（体温超过38℃）、寒战、或低血压等临床表现，除血管导管外没有其他明确的感染源者，行外周血培养和拔除导管后行导管尖端培养

案例二

患者胡某，女性，83 岁，因"胸闷、气促、胃纳差半月余，咳嗽、咳痰，双下肢水肿加重 3 天"于 2022 年 2 月 10 日 11:00 收入院，家属诉患者 1 周前有上呼吸道感染病史，患者自行口服药物，症状缓解不明显。

诊断：慢性心力衰竭急性加重。

入院时体格检查：体温 36.8 ℃，血压 162/67 mmHg，心率 133 次/分，呼吸 35 次/分，血氧饱和度 94%。患者体形消瘦，颈静脉充盈，神志清，对答切题，四肢肌力正常，此次发病以来夜间不能平卧，受压皮肤完好，肛周潮红，使用纸尿裤收集小便，家属同意留置尿管。

护理评估：ADL 评分 25 分，防跌倒风险评分 3 分，预防非计划性拔管评分 3 分，下肢深静脉血栓风险评分 5 分，Braden 评分 14 分，营养筛查评分 5 分，吞咽功能评定结果为可疑。

辅助检查：心电图示"心房颤动"；胸部 CT 提示"双肺下叶肺炎，心脏增大，肺动脉扩张"；心脏彩超示"LEVF 45%，左房扩大"。检验结果：氨基末端脑钠肽前体 10601.00 pg/mL↑，肌酐 132 μmol/L↑，钾 4.50 mmol/L，白蛋白 28 g/L↓；血红蛋白 91.00 g/L↓，国际标准化比值（INR）1.5。

病例分析：患者诊断为慢性心力衰竭急性加重。此次入院由感染引起，按系统评估方法，评估患者存在的和潜在的疾病及护理方面的风险，根据评估的风险制定完善的护理管理策略，以降低患者并发症的发生率，降低死亡率，改善患者的预后。风险评估及护理防控策略详见表 2-2。

表 2-2　慢性心力衰竭急性加重风险评估及护理防控策略

系统	风险	发生原因	防控策略
循环系统	心脏性猝死	急性重度心力衰竭伴有生命体征不稳定；电解质紊乱	1. 密切观察患者生命体征的变化及其伴随的症状，正确识别恶性心律失常 2. 限制患者液体摄入量在 1500 mL 以内为宜，一般不超过 2000 mL 3. 保证每天负平衡至少 500 mL，3～5 d 后，若水肿明显消退，逐渐过渡到出入量大体平衡 4. 控制液体输入速度，若病情允许，输入速度保持在 20～40 滴/分 5. 使用利尿剂时注意电解质数值变化，血钾浓度控制 4.0～5.0 mmol/L 6. 保持大便通畅，勿用力大便

续上表

系统	风险	发生原因	防控策略
神经系统	脑卒中	服用华法林期间 INR 未达标；房颤致栓子脱落、使用扩血管药物、低灌注状态	1. 密切观察患者生命体征的变化，遵医嘱使用降压药物，初始阶段应 1 h 内，保持 MAP 为治疗前水平的 25%；降压过程中的目标血压收缩压小于140 mmHg，使用扩血管药物期间血压大于 100/60 mmHg 2. 控制心室率，静息状态下心室率小于 110 次/分 3. 每班关注患者的意识、瞳孔变化、吞咽功能、言语、肌力等 4. 服用华法林期间须监测 INR 的数值 5. HAS-BLED（出血风险评估）评分为 5 分时，为高危出血风险患者，观察患者有无出血倾向，包括鼻出血、牙龈出血、皮肤黏膜出血、血尿、消化道出血、颅内出血等
	误吸	吞咽功能可疑	1. 喂食时抬高床头，取半坐位或端坐位，头稍微前屈 2. 喂食过程中避免和患者聊天、说笑，避免催促患者，确认前一口吞咽完成再进行下一口，避免重叠 3. 进食后须保持坐位 30 min 以上，喂食后观察患者有无腹胀及恶心呕吐的情况 4. 请防误吸专科小组会诊，遵照会诊意见执行措施，动态评估吞咽功能，必要时留置胃管 5. 床旁备吸痰用物
呼吸系统	呼吸衰竭	肺循环淤血、肺部感染	1. 观察患者呼吸频率、节律及血氧饱和度变化 2. 保持呼吸道通畅，必要时吸痰，维持血氧饱和度不低于95% 3. 动态监测血气分析变化，根据血气分析结果调节氧流量和用药 4. 备抢救装置：除颤仪、抢救车、吸痰装置 5. 观察患者咳嗽、咳痰情况，评估痰液的颜色、性状、量、气味，必要时进行痰培养 6. 严格执行抗生素使用时间 7. 准确记录出入量 8. 动态了解患者肺部影像学结果

续上表

系统	风险	发生原因	防控策略
呼吸系统	肺栓塞	长期卧床、房颤、INR 未达标等所导致的血栓形成并脱落	1. 观察患者呼吸频率、节律及血氧饱和度变化 2. 观察患者有无胸痛、呼吸困难、咯血、发绀等症状 3. 行下肢深静脉血栓风险筛查 4. 使用间歇充气加压治疗，治疗前要先完善下肢动静脉彩超 5. 遵医嘱使用抗凝治疗 6. 每天观察足背动脉搏动情况，观察皮肤颜色、温度的变化，测量腿围 7. 保持大便通畅，避免腹压升高，影响下肢静脉回流 8. 无颅内压（intracranial pressure，ICP）增高和血流动力学稳定的患者早期进行肢体被动运动 9. 避免下肢静脉穿刺，抬高双下肢，促进静脉回流 10. 监测 D-二聚体变化 11. 避免按摩、泡脚、腘窝处垫枕头等
消化系统	营养不良	胃纳差、摄入不足、营养消耗	1. 动态进行营养风险和吞咽功能评估 2. 动态监测白蛋白数值变化 3. 进食含优质蛋白的易消化饮食，少量多餐，避免饱餐，每餐七分饱为宜 4. 保证蛋白的补充，每天补充白蛋白的总量应达到每千克实际体重 1.2～2.0 g 5. 请营养科会诊，遵照营养科方案执行 6. 遵医嘱静脉补充白蛋白
消化系统	便秘	长期卧床导致肠蠕动减弱、胃肠道淤血、利尿	1. 增加膳食纤维的摄入，25～35 g/d 2. 心衰症状控制后可适当增加水分的摄入，以出入量平衡为宜 3. 腹部按摩，每次 5～10 min，每天 2 次 4. 必要时遵医嘱口服缓泻剂 5. 观察患者排便情况，3 d 不排便予开塞露塞肛通便

续上表

系统	风险	发生原因	防控策略
泌尿系统	尿路感染	留置尿管	1. 使用抗逆流引流袋，避免引流袋接触地面 2. 尿管固定在大腿内侧，避免管道受压、扭曲，保持管道通畅 3. 避免引流袋接触地面，根据尿管的材质定期更换尿管及引流袋 4. 保持引流装置的密闭性 5. 常规用生理盐水或清水行会阴抹洗，后使用洁悠神喷涂会阴处 6. 观察尿液的颜色、量、性质，注意尿管管壁有无沉淀物附着 7. 正确留取尿标本，先消毒接口再采用 10 mL 注射器从接口处直接抽取，避免使用头皮针穿刺导尿管 8. 每天评估留置尿管必要性，尽早拔除导尿管
其他	失禁性皮炎	大小便失禁	1. 遵医嘱留置尿管，观察有无漏尿情况 2. 保持会阴处干结，会阴护理后待干后使用造口粉 3. 肛周潮红处使用洁肤液及无纺布湿巾蘸取式擦拭后，使用造口粉＋3M 保护膜保护皮肤 4. 使用吸水性好的康复垫 5. 观察大便性状、颜色、量，异常及时告知医生处理
	压力性损伤	长期卧床、营养不良、双下肢水肿	1. 动态评估压力性损伤的风险，根据评估项目进行针对性干预 2. 保持床单位平整，穿宽松舒适的衣服，整理管道器械，避免受压 3. 根据风险选择合适的预防压力性损伤的器具，如静压床垫、泡沫敷料或水胶体敷料 4. 做好体位管理，使用除压手套进行局部减压 5. 每 2 h 翻身 1 次，角度小于 30° 6. 进行营养风险筛查评估，加强营养，必要时请营养科会诊 7. 避免肢体碰撞或外伤、用力擦洗皮肤，剪指甲 8. 下垂部位水肿管理：抬高双下肢、避免某个部位长时间受压等 9. 每班做好床边皮肤交接

参考文献

［1］ 中华医学会，中华医学会杂志社，中华医学会全科医学分会，等. 急性心力衰竭基层诊疗指南（2019 年）［J］. 中华全科医师杂志，2019，18（10）：925 - 930.

［2］ 中国医师协会急诊医师分会，中国心胸血管麻醉学会急救与复苏分会. 中国急性心力衰竭急诊临床实践指南（2017）［J］. 中华急诊医学杂志，2017，26（12）：1347 - 1357.

［3］ 陈凤英，邓颖，李燕，等. 急性心力衰竭中国急诊管理指南（2022）［J］. 临床急诊杂志，2022，23（8）：519 - 547.

［4］ 张新超. 急性心力衰竭从急诊诊治到急诊管理——《急性心力衰竭中国急诊管理指南（2022）》解读兼谈部分进展［J］. 中国急救医学，2022，42（9）：737 - 741.

［5］ 中国医疗保健国际交流促进会急诊医学分会，中华医学会急诊医学分会，中国医师协会急诊医师分会，等. 急性心力衰竭中国急诊管理指南（2022）［J］. 中国急救医学，2022，42（8）：648 - 670.

［6］ 国家心血管病中心，中国医学科学院护理理论与实践研究中心，中华护理学会重症专业委员会，等. 冠状动脉旁路移植术后置入主动脉内球囊反搏护理专家共识［J］. 中华护理杂志，2017，52（12）：1432 - 1439.

［7］ 王华，李莹莹. 慢性心力衰竭加重病人的综合管理中国专家共识 2022［J］. 中国循环杂志，2022，37（3）：215 - 225.

［8］ 王华，梁延春. 中国心力衰竭诊断和治疗指南 2018［J］. 中华心血管病杂志，2018，46（10）：760 - 789.

［9］ 中国康复医学会心血管病预防与康复专业委员会. 慢性心力衰竭心脏康复中国专家共识［J］. 中华内科杂志，2020，59（12）：942 - 952.

［10］ 中华医学会心血管病学分会心力衰竭学组，中国医师协会心力衰竭专业委员会，中华心血管病杂志编辑委员会. 中国心力衰竭诊断和治疗指南 2018［J］. 中华心血管病杂志，2018，46（10）：760 - 789.

［11］ 葛均波，徐永健，王辰. 内科学［M］. 9 版. 北京：人民卫生出版社，2018：187 - 188.

［12］ 中国高血压防治指南修订委员会，高血压联盟（中国），中华医学会心血管病学分会，等. 中国高血压防治指南（2018 年修订版）. 中国心血管杂志，2019，24（1）：24 - 56.

［13］ The American College of Cardiology/American Heart Association Joint Committee on Clinical Practile Guidelines. 2022 AHA/ACC/HFSA guideline for the management of heart failure: executive summary［J］. Journal of The American College of Cardiology, 2022.

（蔡文晓　廖金女　陈小红）

第三章　高血压急症

过去几十年中，高血压治疗方式虽得到改善，但是高血压急症发病率并未下降，中国成人高血压急症的患者占 0.17%～0.2%，每 10 万人中有 111 人因高血压急症住院，预计现有高血压患者约 2.45 亿，有 1%～2% 可发生高血压急症。高血压急症起病急、预后差、临床表现差异性大，需要临床详细评估进行危险分层，并多学科、个体化、精准治疗。

一、定义及病因

(一) 定义

高血压急症（hypertensive emergencies）是指原发性高血压或继发性高血压患者，由于某些诱因在短时间内血压急剧升高，收缩压高于 180 mmHg 和（或）舒张压高于 120 mmHg，并伴有重要靶器官损害或原受损的靶器官进行性加重的一组临床综合征。以下特殊情况，亦视为高血压急症：收缩压不低于 220 mmHg 和（或）舒张压不低于 140 mmHg，不论有无靶器官受损；妊娠期女性或急性肾小球肾炎患者，血压升高不明显，但危害大。

(二) 病因

既往有或无高血压诊断的患者在某种诱因下，其血压在短时间内急剧升高。常见诱因包括：①停用降压药，或未按医嘱服药；②使用影响降压药代谢的药物；③服用拟交感毒性药品；④严重外伤、手术；⑤急性或慢性疼痛；⑥急性感染；⑦急性尿潴留；⑧情绪激动、精神紧张、惊恐发作；⑨对伴随的危险因素（如吸烟、肥胖、高胆固醇血症和糖尿病）控制不佳。

二、疾病特点及处理原则

(一) 疾病特点

高血压急症可能发生在高血压疾病发展过程的任何时候，也可能发生在其他疾病的急性期；血压水平与靶器官损害的程度可不成正比，降压目标应个体化。

（二）处理原则

1．迅速平稳降低血压

静脉使用降压药物，分目标值降压。0.5 ～ 1 h 降至第一目标值（原则上降低不超过25%），2 ～ 6 h 降至第二目标值，可控制在160/100 mmHg 左右，病情趋于稳定后，可在24 ～ 48 h 内将血压逐步降至正常水平。

2．去除诱因，稳定生命体征

具体措施包括吸氧、安静休息、心理护理、保持水电解质平衡等。

3．不同疾病设定个体化的降压目标

高血压急症的降压目标详见表3 – 1。

表3 – 1　高血压急症的降压目标

疾病种类	降压目标
主动脉夹层	收缩压降至100 ～ 120 mmHg，心率不超过60 次/分
脑卒中	1. 缺血性脑卒中：准备溶栓者，血压应控制在收缩压低于180 mmHg，舒张压低于110 mmHg。不溶栓者24 h 内降压须谨慎 2. 自发性脑出血：收缩压150 ～ 220 mmHg 且没有急性降压治疗的禁忌证，急性期至收缩压降低至140 mmHg 3. 蛛网膜下腔出血：高于基础血压的20%左右，避免低血压。动脉瘤处理前将收缩压控制在140 ～ 160 mmHg；动脉瘤处理后，应参考患者的基础血压，合理调整目标值，避免低血压造成急性缺血性卒中
高血压脑病	160 ～ 180/100 ～ 110 mmHg，给药开始1 h 内将收缩压降低20% ～ 25%，不能大于50%
急性心力衰竭	早期数小时应迅速降压，降压幅度控制在25%以内，没有明确的降压目标，以减轻心脏负荷、缓解心力衰竭症状为主要目的；收缩压低于90 mmHg 时，禁用扩血管药
急性冠状动脉综合征	血压低于130/80 mmHg，但治疗需要个体化，尤其针对老年人群的降压需要综合评估
嗜铬细胞瘤	术前24 h 血压低于160/90 mmHg，但不低于80/45 mmHg

续上表

疾病种类	降压目标
围术期高血压	1. 年龄 60 岁及以上的患者：血压低于 150/90 mmHg 2. 患者年龄小于 60 岁的患者：血压低于 140/90 mmHg 3. 糖尿病和慢性肾病患者：血压低于 140/90 mmHg 4. 患者术中血压波动幅度不超过基础血压的 30%
子痫前期、子痫	血压低于 160/110 mmHg，孕妇并发器官功能损伤者血压应低于 140/90 mmHg，但不低于 130/80 mmHg

引用来源：中国医师协会急诊医师分会，中国高血压联盟，北京高血压防治协会. 中国急诊高血压诊疗专家共识（2017 修订版）[J]. 中国实用内科杂志，2018，38（5）：421 - 433.

高血压急症静脉注射降压药物详见表 3 - 2。

表 3 - 2 常用高血压急症静脉治疗药物

疾病种类	静脉用降压药物选择
主动脉夹层	首选 β 受体阻滞剂，若血压仍不达标，可联用其他血管扩张剂（如乌拉地尔、拉贝洛尔、硝普钠等），应避免反射性心动过速
急性脑卒中	1. 急性出血性卒中：推荐快速降压静脉药物，如乌拉地尔、拉贝洛尔 2. 急性缺血性卒中：拉贝洛尔、尼卡地平、乌拉地尔
高血压脑病	拉贝洛尔
急性心力衰竭	硝酸甘油、硝普钠、乌拉地尔
急性冠状动脉综合征	硝酸甘油、β 受体阻滞剂
嗜铬细胞瘤	酚妥拉明、乌拉地尔、硝普钠
围术期高血压	乌拉地尔、艾司洛尔
子痫前期、子痫	拉贝洛尔

引用来源同表 3 - 1。

5. 保护重要靶器官

降压过程中要注意保护心、脑、肾等重要器官的功能，这也是治疗高血压的核心任务之一。

三、护理

（一）基础监测与护理

1. 症状护理

头痛最常见，其发生率在 84.5% ～ 87%，可伴有头晕、恶心、呕吐、视力模糊等。出现头痛后立即绝对卧床休息，保持环境安静，避免一切不良刺激。

2. 血压监测

短时间内血压急剧升高，全身小动脉收缩痉挛，多机制综合作用导致微循环损害，造成靶器官功能损害，急性期应密切监测血压变化，减少引起血压波动的诱因。降压应根据个人情况决定，并且应根据高血压急症的不同临床类型来控制降压的速度和目标。初始使用降压药物期间，每 2 ～ 3 min 监测血压 1 次，待血压降至 160/100 mmHg 后可适当延长监测时间。

3. 心率监测

高血压合并脑卒中患者，在急性期，交感和副交感神经功能失衡会引起心率变化，以快速心律失常为主或者快慢交替，因此须密切监测心率变化，不同疾病类型有不同的心率控制目标。高血压合并脑卒中的心率控制目标为不超过 80 次/分，合并心衰的心率控制目标值为不超过 70 次/分，合并主动脉夹层的心率控制目标为 50 ～ 60 次/分，合并冠心病的心率控制目标为 55 ～ 60 次/分。

4. 尿量监测

由于高血压患者的肾脏结构和功能遭到严重破坏，10% ～ 15% 的高血压患者发生肾功能不全，40% 的患者会出现不同程度的蛋白尿。须密切观察肾功能指标的变化，准确记录 24 h 尿量，并且观察和记录尿液的颜色及性状的变化。

5. 用药监测

保持静脉输液通路通畅，严格按照医嘱及时准确地用药，密切观察降压药物的疗效和副作用。

6. 心理护理

正确认知疾病，及时疏导负性情绪，保持心情平和，避免情绪激动及过度紧张引起血压波动。

（二）并发症监测与护理

1. 脑卒中

约有 30% 的高血压患者会合并脑卒中，可以是出血性脑卒中，也可以是缺血性脑卒中。应严密观察患者神志、瞳孔及四肢肌力变化，若出现严重头痛、恶心、呕吐或肌力下降，应快速完善头颅 CT 检查，判断患者是出血性还是缺血性卒中，并且配合医生进行积极抢救处理，如使用甘露醇降低颅内压，避免颅内压进一步升高而导致脑疝发生。同时，摇高床头 15°～30°，以促进脑静脉回流。此外，维持血氧饱和度在 94% 以上，必要时吸氧，改善脑组织缺氧，必要时使用冰帽，降低脑耗氧。

2. 高血压脑病

高血压脑病的发生率为 1%，通常以严重头痛开始，在 12～48 h 内迅速发展为烦躁、喷射性呕吐、视觉功能障碍、局部肢体或全身痉挛、偏瘫、失语甚至晕厥，为了控制痉挛，减轻脑水肿，降低颅内压，在做好血压监测的同时，配合医生迅速将血压降至 160/100 mmHg 或基础血压水平。

3. 急性主动脉夹层

急性主动脉夹层是高血压急症最严重的并发症，其起病凶险，若不及时诊治，48 h 内死亡率可高达 50%。因此，临床医护人员应严密观察病情，当患者出现胸痛、无脉等症状时，应高度警惕，协助完善心电图、计算机体层血管成像（computed tomography angiography，CTA）等相关检查，以便尽快确定诊断，并实施绝对卧床休息、稳定心率、降压、止痛等措施控制血压、心率，防止夹层继续撕裂，做好手术准备。

4. 急性冠状动脉综合征

内皮损伤激活冠状动脉内的凝血反应，触发血小板聚集，与血管活性介质的释放共同损害心肌血流。当出现胸痛、胸闷、心电图 ST 段改变、心肌损害标志物阳性时，应警惕急性冠状动脉综合征，动态观察生命体征变化和血流动力学，做好术前准备。嘱患者卧床休息，并且保持情绪稳定，避免激动，减少心肌耗氧量。对于 ST 段抬高的患者，在溶栓前应将血压控制在 160/110 mmHg 以下。

5. 急性心力衰竭

新发心力衰竭的发病率在 15%～20%，大部分是因冠状动脉病变或瓣膜缺损，血压急剧升高，增加左心室的负荷和劳损，原有心力衰竭急性加重，最终导致心源性肺水肿的发生。高血压性心力衰竭患者多表现为肺水肿。当出现呼吸困难、咳嗽或气喘等表现时，应立即告知医生，遵医嘱予强心、利尿及维持水电解质平衡等治疗。

6. 进行性肾功能不全

高血压引起肾小球动脉硬化致肾功能不全是慢性肾衰竭发生的原因，其发病率在 10.4%～28.2%。肾脏损伤的早期表现包括夜尿增多、多尿、尿钠排泄加快，甚至出现蛋白尿、管型尿等，因此，应及时观察尿量改变和血肌酐、尿素氮等肾功能指标，以及早发现并采用正确的防治方法。

7. 视网膜病变

约 70% 高血压患者并发视网膜病变，表现为视网膜动脉硬化、视盘水肿、无痛性视力下降。因此，疑似高血压急症患者都应进行眼底检查，注意观察视力变化，保持用眼卫生，避免揉搓眼睛。

8．子痫前期和子痫

子痫前期和子痫是妊娠高血压的严重表现类型，治疗目的是降低围产期的发病率和病死率。

四、案例分析

患者李某，男，49 岁，因"视物模糊 2 月余，血压升高 1 天"就诊。患者血压 223/123 mmHg，伴头晕头痛，于 2021 年 10 月 12 日 13:00 急诊收治入院。既往史：2 型糖尿病，否认家族史。

诊断：①高血压 3 级（很高危组）；②高血压心脏病，左心室肥厚；③2 型糖尿病；④慢性肾衰竭（CKD 4 期）肾性贫血。

入院查体：体温 36 ℃，心率 73 次/分，呼吸 18 次/分，血压 225/79 mmHg。患者神志清，对答切题；双侧瞳孔等大等圆，直径为 3 mm，对光反射灵敏。口角无歪斜，双下肢轻度凹陷性水肿，四肢肌力和肌张力正常。入院后卧床休息，予心电监测，乌拉地尔静脉泵入调控血压，并予降糖、降脂、护肾等对症支持治疗，低盐低脂饮食。大便正常。

护理评估：ADL 评分 40 分，跌倒评分 8 分，营养风险筛查评分 4 分，深静脉血栓风险评分 3 分，Braden 评分 16 分。

心脏彩超：室间隔稍增厚。左室舒张功能减退。二尖瓣、三尖瓣轻度反流。

磁共振心肌平扫：左心室壁心肌增厚，心肌质量增加，结合临床考虑继发性心肌肥厚。

双侧肾动脉彩超：双肾实质回声增强（双肾弥漫性病变）。

头颅 CT：左侧颞叶低密度影，软化灶可能。

实验室检验：肌酐 322.00 μmol/L↑，尿素 24.20 mmol/L↑，糖化血红蛋白 12.90%↑，总胆固醇 7.47 mmol/L↑，氨基末端脑钠肽前体 486 pg/mL↑，血红蛋白 97 g/L↓，白蛋白 30.2 g/L↓。

病例分析：患者高血压急症诊断明确，目前有蛋白尿、低蛋白血症、肾功能损伤、贫血，以及血糖控制不佳的表现，因此，护理上应结合患者具体情况，制定个体化护理管理措施，预防靶器官损害进一步加重，以降低死亡率，改善患者预后。使用系统评估法，综合评估患者存在的和潜在的疾病及护理方面的风险，根据护理原则制定完善的护理管理策略。风险评估及护理防控策略详见表 3 - 3。

表3-3　高血压急症风险评估及护理防控策略

系统	风险	发生原因	防控策略
神经系统	脑卒中	血压高；使用静脉降压治疗	1. 保持环境安静，避免一切不良刺激 2. 绝对卧床休息，落实基础护理 3. 改变体位动作缓慢，避免突发动作 4. 必要时吸氧，维持血氧饱和度不低于95% 5. 有条件者持续监测血压，或刚开始用药时每2～3 min监测血压1次，血压降至160/100 mmHg后可适当延长监测时间 6. 观察意识、瞳孔变化，有无一侧肢体麻木或无力、言语不清，甚至出现意识障碍等神经系统症状，关注头晕头痛症状是否改善 7. 保持大便通畅，3 d不排便予通便处理 8. 保持情绪平稳，正确认知疾病，及时疏导负性情绪
	视网膜病变	血压急骤升高引起视网膜渗出和出血	1. 平稳迅速控制血压至160/100 mmHg后遵医嘱根据个体化维持血压目标 2. 注意用眼卫生，避免揉搓眼睛 3. 遵医嘱使用眼药水滴眼 4. 观察视物模糊症状是否改善，落实安全防护措施
循环系统	心力衰竭	心脏前后负荷增加	1. 急性期体位：端坐位，双腿下垂，减少静脉回流，减轻心脏负荷 2. 氧疗：低流量吸氧，维持血氧饱和度大于95% 3. 开放2条静脉通路，遵医嘱正确使用药物，观察疗效与不良反应 4. 控制输液速度 5. 容量管理：准确记录24 h出入量，急性期每天摄入液体量一般在1500 mL以内，不超过2000 mL，保持每天出入量负平衡约500 mL，如肺淤血、水肿明显消退，应减少液体负平衡，逐渐过渡到出入量大体平衡 6. 监测晨体重，观察水肿消退情况 7. 病情监测：严密观察血压、呼吸、心率、血氧饱和度、肺部啰音情况，动态追踪血电解质、血气分析、心电图结果 8. 限制水钠摄入，钠盐控制少于2 g/d，使用限盐勺

续上表

系统	风险	发生原因	防控策略
泌尿系统	肾功能不全	长期高血压合并糖尿病、肾动脉硬化	1. 监测肾功能指标，正确使用护肾药物 2. 记录 24 h 尿量，观察尿液的量、颜色、性状 3. 指导优质低蛋白、低盐低脂和糖尿病饮食 4. 监测血糖，设定血糖目标值为 7.8 ~ 10.0 mmol/L
下肢	下肢深静脉血栓形成	卧床、下肢水肿	1. 抬高下肢，高于心脏水平 20 ~ 30 cm 2. 避免下肢静脉输液 3. 指导踝泵锻炼 4. 观察下肢血液循环及足背动脉搏动情况 5. 注意肢体保暖 6. 监测 D - 二聚体等实验室指标 7. 避免腹压增高的因素，如剧烈咳嗽、便秘等
全身	营养不良风险	大量蛋白尿、低蛋白血症	1. 使用营养风险筛查，与患者共同制订营养护理计划 2. 指导优质低蛋白饮食，包括肉类、蛋类、奶类等 3. 营造良好的就餐环境，鼓励进食，保持身心放松，促进食欲 4. 跟进各项营养指标，如白蛋白、血红蛋白等，及时干预

参考文献

［1］孙英贤，赵连友，田刚，等. 高血压急症的问题中国专家共识［J］. 中华高血压杂志，2022，30（3）：207 - 218.

［2］尤黎明，吴瑛. 内科护理学［M］. 6 版. 北京：人民卫生出版社，2017.

［3］中国医师协会急诊医师分会，中国高血压联盟，北京高血压防治协会. 中国急诊高血压诊疗专家共识（2017 修订版）［J］. 中国实用内科杂志，2018，38（5）：421 - 433.

［4］何新华，杨艳敏，郭树彬，等. 中国高血压急症诊治规范［J］. 中国急救医学，2020，40（9）：795 - 803.

［5］《中国高血压防治指南》修订委员会. 中国高血压防治指南 2018 年修订版［J］. 心脑血管病防治，2019，19（1）：1 - 44.

（王晓琳　石秀茹）

第四章　恶性心律失常

心律失常（cardiac arrhythmia）是指心脏冲动的频率、节律、起源部位、传导速度或激动次序的异常，主要表现为心动过速、心动过缓、心律不齐和心脏停搏。

心律失常可按发生原理、起源部位、心律失常时心率的快慢，以及心律失常时循环障碍的严重程度和预后分类。不同的心律失常类型，治疗方案和预后差异性极大。本章按心律失常时循环障碍的严重程度及预后分为良性和恶性心律失常两大类。恶性心律失常是一种致死率非常高的疾病，据流行病学调查，大部分心源性猝死的发生与恶性心律失常相关，在所有自然死亡的人数中，猝死约占10%或更多，其中，心源性猝死占猝死总人数的50%～60%，因此恶性心律失常的致死率非常高。早期识别并积极处理，可大大降低猝死风险。

一、定义及病因

（一）定义

恶性心律失常是指短时间内发生严重的血流动力学障碍，导致患者晕厥甚至猝死的心律失常。恶性心律失常包括恶性室性期前收缩（又称为室性早搏，简称室早）、室性心动过速（简称室速）、心室扑动及心室颤动、心室静止（又称心室停搏）、预激综合征合并快速室率的心房颤动、房扑动伴快速房室结下传、完全性房室传导阻滞、病态窦房结综合征等。临床上常见的恶性心律失常主要是快速性室性心律失常，缓慢性恶性心律失常多见于程度较重的病态窦房结综合征及三度房室传导阻滞。

（二）病因及诱因

（1）病因：器质性心脏病，如冠心病、心肌病、心肌炎和瓣膜病等；心肌梗死和心力衰竭。

（2）诱因：电解质紊乱、各种原因导致的缺血缺氧、急性中毒、感染、多脏器功能衰竭等。

二、疾病特点及处理原则

（一）疾病特点

恶性心律失常具有隐蔽性和突发性；病因不同，临床表现各异。其通常表现为严重的血流动力学障碍，甚至进展为心脏骤停，需要心肺复苏（cardiopulmonary resusciation，CPR），院外死亡率高；即便抢救成功，成活者多数遗留残疾后遗症。

（二）处理原则

发生恶性心律失常时，上报值班医生，立即纠正心律失常，使血流动力学保持稳定。常用方法包括 CPR、电复律、药物治疗、临时起搏等。

（1）原发疾病的治疗。对于由器质性心脏病导致的心律失常，应以原发病治疗为主。

（2）去除诱因。

（3）终止心律失常。

（4）改善血流动力学。

（5）预防心律失常发作。

三、护理

（一）基础监测与护理

1. 体位与休息

恶性心律失常患者血流动力学稳定时常表现为心悸、胸闷、头晕甚至晕厥。护理人员协助患者保持舒适体位，尽可能防止左侧卧位，患者左侧卧位时可感受到心脏的搏动，影响舒适性。关注患者心理状况，及时干预，避免情绪过激，同时注意劳逸结合，改善睡眠质量，避免饮用刺激性饮品，指导患者戒烟限酒。

2. 生命体征监测

有症状的心律失常患者需要进行心电监护，严密监测患者心率、心律、血压等变化，快速性心律失常心率常超过 100 次/分，房扑可达 350 次/分，而严重的心动过缓心室率低于 45 次/分，更有甚者，心室率低至 35 次/分及以下。要求护理人员能识别常见的恶性心律失常的心电变化。复律前，认真判读患者心电图，仔细观察并记录患者的 QRS 波形态、有无房室分离现象等。若遇到以下心电类型，需快速配合医生积极抢救。

（1）室颤/室扑（图 4-1）。

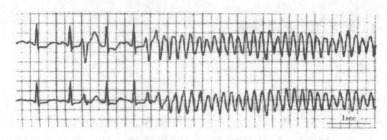

图4-1　室性心动过速触发心室扑动和心室颤动

A. 一旦发生室颤，应立即进行非同步电除颤治疗。选择合适能量：单向波360 J，双向波200 J。

B. 尽早实施规范、高质量的CPR。

C. 对于实施至少2 min高质量CPR和1次电复律后室颤仍未终止者，可以静脉注射肾上腺素，再进行电复律。

D. CPR、电复律、肾上腺素均无效时，可予静脉注射利多卡因或胺碘酮，转律后继续给予维持量。当洋地黄中毒导致室颤时，应静脉注射苯妥英钠治疗。

E. 纠正酸碱平衡紊乱及电解质紊乱。

F. 对于复律成功的患者，应积极治疗原发病和改善心功能，并考虑安装ICD以预防心脏性猝死的发生。

（2）室速（图4-2）。室速包括持续性单形性室速、尖端扭转型室速、多形性室速、紊乱性室速等多种类型。

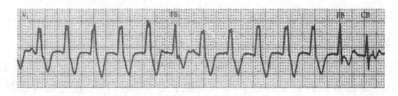

图4-2　室性心动过速

A. 对于持续性室速伴血流动力学不稳定的患者，应立即进行电复律。

B. 对于持续性室速且血流动力学处于稳定的患者，可首先应用抗心律失常药物治疗，一般首选静脉胺碘酮，也可采取电复律。当胺碘酮无效或不适用时，可考虑利多卡因静脉注射治疗。

C. 当患者出现室速风暴时，可考虑胺碘酮和β受体阻滞剂联合应用。

D. 及时纠正电解质紊乱。

E. 经过最佳药物治疗后仍有反复室速伴有血流动力学不稳定的患者，应考虑进行左心室辅助装置或体外生命支持装置植入治疗。

F. 对于发生尖端扭转型室速的患者，应找出引起 QT 间期延长的药物，同时积极纠正相关因素。

G. 当尖端扭转型室速患者发作频繁且不易自行转复时，应给予缓慢静脉注射硫酸镁治疗。

H. 当难以在短时间内辨别室速与室上速伴室内差异性传导时，可按照室速处理。

（3）预激综合征合并房颤（图 4 – 3）。因为预激综合征合并房颤会引起心室的快速不规则收缩，从而影响射血功能，而且又极易诱发室速、室颤，所以此类患者的情况亦非常危急。

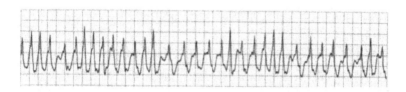

图 4 – 3　预激综合征合并房颤

A. 对于血流动力学不稳定且在短时间内不能自行终止者，应立即进行同步电复律治疗，初始能量选择：单向波 200 J，双向波 100 ～ 200 J。当电复律无效时，可以增加电量进行复律 3 次，最大能量可用到双相波 200 J，单相波 300 J。

B. 对于血流动力学稳定者，可尝试使用药物（如胺碘酮或普罗帕酮）进行复律，无效时尽量选择电复律。

C. 复律后建议患者进一步行射频消融治疗。

（4）三度房室传导阻滞（图 4 – 4）。

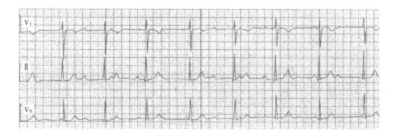

图 4 – 4　三度房室传导阻滞

A. 尽早进行起搏治疗。

B. 使用药物提升心率，常用多巴胺、肾上腺素、异丙肾上腺素，这也可作为起搏治疗前的过渡治疗。

C. 积极寻找并治疗可逆性病因。

（5）病态窦房结综合征（图4-5）。

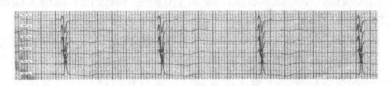

图4-5　病态窦房结综合征

A. 应尽早进行起搏治疗。

B. 对于严重窦性心动过缓（简称窦缓）、窦性停搏患者，可静脉注射阿托品来提升心率。

C. 对于使用阿托品无效或不适用者，可以使用多巴胺、肾上腺素、异丙肾上腺素，以上药物也可作为进行起搏治疗前的过渡。通常多巴胺可单独使用，也可与肾上腺素联用。

D. 积极寻找并治疗可逆性病因。

3. 用药监测

一般器质性心脏病发生心律失常时需要积极治疗原发病，但如果血流动力学不稳定，应该使用药物、电复律等措施立即终止心律失常。护理人员应熟知常见药物的适应证和不良反应。例如：能终止90%以上的室上性心动过速发作的药物——腺苷，它的持续作用时间仅为30～60 s，药物不良反应为面部潮红、呼吸困难、胸部压迫感等；对于心肌缺血所致的缓慢型心律失常应禁用阿托品，否则将加重缓慢型心律失常；镁剂静注时速度宜慢，静滴药物时可用输液泵调节速度；胺碘酮静脉用药易引起静脉炎，应选择大血管或中心静脉导管，配制药物浓度不宜过高，严密观察穿刺局部情况，谨防药物外渗或静脉炎的发生。

4. 电解质的监测

密切监测电解质，特别是血钾、血镁。低钾血症是常见的电解质紊乱，心律失常患者推荐血钾维持在4.0～5.0 mmol/L，尖端扭转型室速患者对血钾要求更高，应积极补钾，使血钾浓度维持在4.5～5.0 mmol/L。

5. 大小便管理

因为用力大便过程中需要憋气，憋气容易导致迷走神经张力增加，会抑制心脏的跳动，从而造成心跳减慢，而窦房结功能障碍的患者好发于老年人，老年人是慢性便秘患者的高危人群，所以保持大便通畅、避免用力大便至关重要。可指导患者在日常生活中增加纤维素的摄入（25～35 g/d），适量饮水（1.5～2.0 L/d），建立良好的排便习惯；同时，避免蹲便，使用坐便，集中注意力，减少外界的干扰，每次大便时间不宜过长。必要时使用润滑剂或口服缓泻剂，注意疗效。

6．做好术前准备

安装 ICD/永久起搏器：

（1）心理护理，解除恐惧和焦虑。

（2）术前3天停用抗凝药物，减少创口出血。

（3）皮肤准备。备皮范围一般为双侧颈部、腋下以及前胸部的皮肤；无导线起搏器植入患者需要在双侧腹股沟备皮。

（4）练习床上大小便。

（5）饮食护理，术前不必禁食，嘱患者不宜饱餐。

（6）术前保证充足睡眠，必要时使用助眠药。

（二）并发症监测与护理

1．猝死

评估引起恶性心律失常的原因，遵医嘱，配合医生给予治疗，协助纠正诱因。予持续心电监护，严密监测患者的心率、心律、心电图、生命体征及血氧饱和度变化。予建立静脉通路，同时备好抗心律失常药物及其他抢救设备，如除颤仪、临时起搏器等，必要时备好生命支持机械装置。

2．心源性晕厥

因为心排量骤减，脑部缺血而发生短暂的意识障碍，一般无前驱症状或前驱症状短暂，所以心源性晕厥的患者应提前做好识别，特别注意存在心律失常或心功能异常的男性高龄患者。指导患者休息，持续心电监护，听取患者不适主诉，必要时行心电图检查。

3．血栓、栓塞

预激综合征合并快速心室率的心房颤动患者，并发体循环栓塞的危险性极大，血栓通常来自左心房，大多在左心耳部。二尖瓣狭窄或二尖瓣脱垂合并心房颤动时，发生脑卒中的概率更高。应遵医嘱严格按时按量给予抗凝药物，观察疗效及不良反应。在合并用药、饮食调整或病情发生变化时，应及时监测国际标准化比值（international normalized ratio，INR），并根据结果动态调整抗凝药剂量。密切观察有无一侧肢体麻木或无力、言语不清，甚至出现意识障碍等现象，发现异常及时告知医生。

4．有受伤的风险

心律失常患者容易出现头晕、晕厥的情况，发生意外跌倒的风险较高。了解患者晕厥发作有无诱因、先兆表现及其他伴随症状，予心电监护，及时发现异常并报告医生进行处理；指导患者避免剧烈活动、劳累及情绪激动或紧张等，嘱患者改变体位时动作要缓慢，避免突发动作，一旦有头晕、黑蒙等先兆症状就应立即平卧，以免跌倒受伤。

5. 出血

抗凝治疗可以减少栓塞事件和卒中的发生，但抗凝的过程中也易导致出血风险的增加，如消化道出血、脑出血等。长期口服抗凝药物者，需做好观察，当患者突然出现生命体征不稳定、面色苍白以及急性血红蛋白降低的情况，且伴有典型的黑便、呕血、便血、腹痛等症状及体征时，应警惕上消化道出血的可能。保持情绪稳定，避免激动及用力排便，以免增加脑出血风险。

6. ICD/起搏器术后并发症

（1）心肌穿孔、心包积液、心包填塞：心肌穿孔一般是由起搏器电极导线置入过程操作不当造成的，严重者可引发心脏压塞。处理方法：及时请外科协助拔出电极，将新的电极重新置入，少数患者需行开胸治疗。心包积液、填塞多发生在术后 24 h 内，临床表现为心率、血压下降，心音遥远、颈静脉怒张、胸闷、气促等。处理方法：B 超确诊心包填塞时，需要在超声引导下护理人员配合医生行心包穿刺术，注意抽液要缓慢，抽液量每次不宜超过 300 mL，以防出现急性右心室扩张，首次抽液量应小于 100 mL，并要密切观察患者的血压及心率的变化，同时要观察引流液的量及颜色变化，当引流量小于 50 mL，B 超检查确定无液体渗出时即可拔管。

（2）压力性损伤：术前应做好预见性的护理措施，提前在患者受压部位或骨隆突处给予美皮康敷料外用减压。术后每班交接，卧床期间，根据情况可使用静压床垫减压，使用除压手套除压，平卧位和患侧卧位交替，患侧卧位时右肩部垫高低于 30°。

（3）囊袋血肿：起搏器更换或升级手术、术后沙袋压迫时间不够及患者营养状况、凝血功能不良等均可导致囊袋血肿的发生。其主要表现为穿刺处瘀斑、血肿，观察伤口较其他地方皮肤突出、隆起，触摸有波动感，局部伤口可有红、肿、热、痛不适。可在 B 超定位下确诊血肿的范围，先予局部压迫；予外包扎，外包扎需要使用弹力绷带行外科十字加压包扎；术肢肩关节延迟制动时间。若血肿未继续扩大且张力不大，一般在 7～10 d 内可自行吸收。当张力较大影响血运时，报告医生，及时切开血肿，清除淤血，并重新进行缝合。

（4）囊袋感染：起搏器囊袋感染的发生率为 0.1%～19.9%，主要为术后 3～5 d 内出现切口红、肿、热、痛，可伴有少量渗血、渗液，囊袋局部红肿、疼痛不适。感染后导致切口延迟愈合或不愈合；或者暂时愈合，数周后仍可能再次出现囊袋破溃，严重者可经血行传播引起感染性心内膜炎乃至全身感染。而起搏器更换或升级、起搏器植入时间过长、既往有糖尿病史和贫血、出现囊袋血肿和切口脂肪液化均为术后起搏器囊袋感染的危险因素。术前 1 h 行抗菌药物静脉滴注，能在一定程度降低囊袋感染的发生率；术前保持手术区域皮肤的完整性和清洁，电极粘贴位置避开手术部位区域，用 75% 酒精棉片轻轻擦拭胸前区皮肤，去除污垢或胶痕；积极控制原发病，对合并糖尿病的患者做好围手术期的血糖管理，血糖控制的目标分层是依据患者合并的疾病及危险因素和专科医生的建议来进行控制。

（5）静脉血栓或静脉狭窄：术后早期会出现植入侧上肢静脉回流不畅，临床表现不一。轻者当肢体下垂时会出现术侧肢体颜色深于对侧肢体，严重者可出现上肢肿胀。因此，要做好术后早期观察及肢体功能锻炼。术后 6 h 即可开始术侧肢体功能锻炼，并密切观察及记录术肢的皮温、皮色及血运情况。注意，禁止在术肢穿刺、输液等，避免出现无菌性静脉炎进而引发血栓的形成。

（6）电极脱落：电极脱落常在起搏器植入早期、后期出现，电极脱落包括电极明显移位和 X 射线影像不能识别，而心电图上出现起搏和感知功能障碍的微脱位，表现为起搏阈值的升高和间断或完全起搏中断后仍有起搏信号，患者自觉有心悸、乏力、头晕等不适。早期脱落者，术侧肢体勿上抬和外展，卧床休息；晚期脱落者，需要进行手术处理。

（7）肩关节活动障碍：起搏器植入术后，患者由于担心起搏器电极脱落而减少活动甚至恐动，术侧发生肩部疼痛伴有活动障碍的现象有增加的趋势，主要表现为肩关节活动受限。早期的康复干预有利于减少肩关节疼痛和活动障碍的发生。因此，术前应做好患者肩关节活动情况的评估，术后指导患者按照康复指引循序渐进地活动肩关节，避免发生肩关节活动障碍，提高患者的生活质量。

（8）锁骨下挤压综合征：锁骨下静脉穿刺途径易发生锁骨下挤压现象，导致电极导线故障，是造成起搏器起搏与感知功能障碍的常见原因。临床上主要表现为再发晕厥和心悸，心电图可提示起搏或感知功能障碍。日常生活中，应指导患者避免从事重体力劳动或过度摆臂运动，穿柔软、宽松、舒适的衣物。电极导线轻度受损时，可通过提高起搏脉冲度而使起搏有效，或增加感知灵敏度而恢复感知功能。

四、案例分析

患者，何某，女性，89 岁，因"反复头晕 1 月余，再发加重伴晕厥 1 次"于 2022 年 10 月 10 日入院。入院检查时，肺部 CT 显示间质性肺炎、双侧胸腔积液；氨基末端脑钠肽前体 7650.5 pg/mL；肾功能指标轻度升高；心电图提示三度房室传导阻滞，心率 30～40 次/分。患者喘憋不能平卧，颜面部及双下肢水肿，还时有烦躁、神志不清、尿失禁等情况。入院后给予硝酸甘油、多巴胺、异丙肾上腺素、呋塞米等药物治疗，同时完善术前准备。2022 年 10 月 13 日 10:00 发生阿-斯综合征，出现抽搐、意识不清等症状，立即予心肺复苏、电除颤、药物等治疗，待患者病情平稳后进行心脏起搏器安装，术后安返病房。现患者神志清，对答切题，疲惫，留置尿管。

护理评估：ADL评分10分，Padua评分4分，防跌倒风险评分14分，营养筛查评分3分，吞咽功能评估正常。

病例分析：患者诊断为三度房室传导阻滞，已安装永久性起搏器，术前发生心脏骤停，经积极抢救后病情平稳，但目前处于急性恢复期，病情不稳定。需要加强基础护理、专科护理、并发症观察及护理，护理安全评估和干预，为减少患者的并发症和降低患者的死亡率制定完善的护理管理策略，改善患者预后。现使用从头到脚的评估方式，系统地评估患者现存的和潜在的疾病及护理方面的风险，根据护理原则制定完善的护理管理策略。风险评估及护理防控策略详见表4-6。

表4-6　心脏永久性起搏器植入术后风险评估及护理防控策略

系统	风险	发生原因	防控策略
循环系统	恶性心律失常	起搏器导线移位或脱落	1. 监测心率/心律变化，必要时予抗心律失常及血管活性药 2. 及时查看相关检验检查结果，及时纠正电解质紊乱，维持血钾浓度在4.5～5.0 mmol/L 3. 监测血气分析变化，维持酸碱平衡，维持血氧不低于95% 4. 除颤仪备用状态，发生室颤时立即启用电除颤 5. 保持良好情绪，切忌大悲大喜 6. 控制补液速度、饮水量，观察出入量 7. 监测体温，遵医嘱使用抗菌药物，控制感染
神经系统	脑卒中	供血不足，抢救时脑部损伤	1. 翻身动作轻柔，避免突发动作 2. 维持血氧饱和度不低于95% 3. 密切监测血压 4. 保持大便通畅，3 d不排便予通便处理 5. 保持尿管引流通畅，警惕尿潴留发生 6. 观察意识和瞳孔变化 7. 避免诱因：情绪激动及感染 8. 遵医嘱用药

续上表

系统	风险	发生原因	防控策略
泌尿系统	造影剂肾病	术中使用造影剂、高龄	1. 评估吞咽功能后，制订 24 h 饮水计划；术后 4 h 内饮水及输液量约 800 mL，注意少量多次饮水，并限制输液速度，注意观察心功能变化 2. 观察尿液颜色、性质、量，术后 4 h 内尿量达 800 mL 左右 3. 监测肾功能：注射造影剂后进行血肌酐监测 4. 避免服用肾毒性药物
泌尿系统	泌尿系感染	留置尿管	1. 妥善固定管道，固定在大腿内侧，避免牵拉尿管引起尿道损伤 2. 会阴用生理盐水清洗，2 次/天 3. 使用抗反流尿袋，避免尿液反流 4. 保持引流装置的密闭性 5. 避免引流袋接触地面 6. 观察尿液的颜色、性质、量，有血尿时及时告知医生 7. 每天评估留置尿管必要性，尽早拔除导尿管；拔除导尿管后评估患者能否自行排尿，排尿后监测膀胱残余尿
呼吸系统	呼吸衰竭	既往有间质性肺炎、感染、免疫力低下	1. 床边备吸痰用物，有分泌物时鼓励患者自行咳出，必要时吸痰 2. 监测血气分析变化，维持血氧饱和度≥95% 3. 口腔护理 2 次/天，防止口腔细菌易位 4. 协助拍背排痰，预防坠积性肺炎 5. 观察患者呼吸频率、节律及血氧饱和度变化 6. 观察患者咳嗽、咳痰情况，评估痰液的颜色、性状、量、气味 7. 动态了解患者肺部影像学的结果

续上表

系统	风险	发生原因	防控策略
全身	压力性损伤	水肿、术后卧床被动体位、活动无耐力	1. 动态评估压力性损伤的风险 2. 尽量选择静压床垫，使用泡沫敷料对骶尾部、肩胛处、双足背进行减压处理 3. 做好体位管理，使用除压手套进行局部减压 4. 平卧位期间，可用毛巾稍垫高右肩部（小于30°），避免右侧卧位（手术伤口在左侧） 5. 术后6 h无不适时，协助患者进行术肢早期功能锻炼，可进行握拳、屈腕、屈肘，避免术肢过度外展和上抬高举过头 6. 保持床单位平整，协助翻身时避免拖、拉等动作 7. 进行营养风险筛查评估，加强营养，必要时请营养科会诊 8. 正确摆置管道，预防管道机械性损伤 9. 每班做好床边皮肤交接
其他	囊袋感染	高龄、手术创伤等	1. 观察术区有无出血、血肿及感染迹象，定时换药，保持伤口干结 2. 遵医嘱使用沙袋压迫，去除沙袋后观察有无出血 3. 指导高蛋白、高维生素饮食，促进伤口愈合 4. 平卧位期间，可用毛巾稍垫高右肩部（小于30°），避免右侧卧位（手术伤口在左侧） 5. 术后6 h无不适时，可协助患者进行术肢早期功能锻炼，可进行握拳、屈腕、屈肘，避免术肢过度外展和上抬高举过头 6. 术后伤口2周内不能沾水 7. 选择宽松棉质的病号服 8. 避免揉搓伤口，避免伤口处使用烤灯
	肩关节活动障碍	术肢肩关节未及时活动	1. 术后6 h无不适时，可协助患者进行术肢早期功能锻炼，可进行握拳、屈腕、屈肘，避免术肢过度外展和上抬高举过头 2. 术后避免对术肢进行有创和无创操作，如输液、测量血压等 3. 循序渐进进行功能锻炼

参考文献

［1］葛均波，王成，徐永健. 内科学［M］. 9 版. 北京：人民出版社，2018：184.

［2］KASPER D L, FAUCI A S, HAUSER S L, et al. 哈里森内科学：心血管系统疾病分册［M］. 19 版. 陈红，译. 北京：北京大学医学出版社，2019：121 - 128.

［3］刘文玲. 晕厥诊断与治疗中国专家共识（2018）解读［J］. 中国实用内科杂志，2019，39（11）：949 - 955.

［4］曹克将，陈柯萍，陈明龙，等. 室性律失常中国专家共识基层版［J］. 实用心电学杂志，2022，31（2）：77 - 98.

［5］曹克将，陈柯萍，陈明龙，等. 2020 室性心律失常中国专家共识（2016 共识升级版）［J］. 中国心脏起搏与心电生理杂志，2020，34（03）：189 - 253.

［6］李学斌，陈琪. 2021ESC 心脏起搏和心脏再同步治疗指南更新内容解读［J］. 临床心电学杂志，2021，30（6）：401 - 408.

［7］FRAUSING M H J P, KRONBORG M B, JOHANSEN J B, et al. Avoiding implant complications in cardiac implantable electronic devices：what works？［J］. Europace, 2021, 23（2）：163 - 173.

（杨德梅　蔡文晓）

第五章　心脏瓣膜病

心脏瓣膜病（valvar heart disease）是由炎症、黏液样变性、先天性畸形、缺血性坏死、创伤性等引起的心脏瓣膜狭窄或（和）关闭不全所致的心脏疾病。

风湿性心脏病是我国最常见的心脏瓣膜病类型。近年来，随着生活水平的提高和医疗条件的改善，人口老龄化，以及对风湿热防治的加强，风湿性瓣膜病的发病率有所下降。但是，黏液样变性及老年退行性瓣膜钙化有所增加，其中主动脉瓣瓣膜病变最为常见，其次是二尖瓣瓣膜病变，病变瓣膜可为 1 个，也可为 2 个及以上，而累及 2 个以上瓣膜的称为联合瓣膜病。二尖瓣重度狭窄和主动脉瓣重度狭窄的患者易合并严重并发症，心血管事件发生率更高，应引起临床护士的高度重视。

一、定义及病因

（一）定义

二尖瓣狭窄

二尖瓣狭窄（mitral stenosis，MS）指二尖瓣瓣膜受损、瓣膜结构和功能异常导致瓣口狭窄，使左心房血流受阻。正常二尖瓣瓣口面积为 4 ～ 6 cm²，瓣口面积减少至 1.5 ～ 2 cm² 的属轻度狭窄，1.0 ～ 1.5 cm² 的属中度狭窄，不足 1 cm² 的为重度狭窄。

二尖瓣关闭不全

二尖瓣关闭不全（mitral incompetence，MI）是由于二尖瓣瓣叶、瓣环、腱索、乳头肌及左心室的结构或功能发生异常，左心室血流进入左心房的一种病理状态。

主动脉瓣狭窄

主动脉瓣狭窄（aortic stenosis，AS）是指先天性瓣叶发育畸形或者风湿性病变侵害主动脉瓣使瓣叶增厚粘连，导致瓣口狭窄。病程较久者可发生钙化或合并细菌性心内膜炎等。风湿性心脏病常合并主动脉瓣关闭不全及二尖瓣病变等。

主动脉瓣关闭不全

主动脉瓣关闭不全（aortic incompetence，AI）是指主动脉瓣环、主动脉窦、主动脉瓣叶、瓣交界及主动脉窦管交界中的任何一个或多个组织受到破坏，导致在心脏舒张期主动脉瓣叶关闭不良。

（二）病因

二尖瓣狭窄

二尖瓣狭窄的主要病因是风湿热。一般女性发病率较高；青年期发作风湿热后，往往在 20 ～ 30 岁后才出现二尖瓣狭窄的临床症状。

二尖瓣关闭不全

二尖瓣关闭不全最常见的病因是风湿热造成的瓣叶损害，其他病因包括二尖瓣脱垂和瓣环病变、急性二尖瓣关闭不全、多因腱索断裂，以及瓣膜毁损或破裂等。

主动脉瓣狭窄

主动脉瓣狭窄的病因有 3 种，即先天性病变、退行性病变和炎症性病变。

1. 先天性病变

先天性病变包括：①单叶瓣畸形，可引起严重的先天性主动脉瓣狭窄，是导致婴儿死亡的重要原因之一，多数在儿童时期出现症状，青春期前即需矫治。②二叶瓣畸形，群体中约 1% 的个体出生时呈二叶瓣畸形，男性多见；随着年龄的增长，最后造成瓣口狭窄，通常在 40 岁后发病，易并发感染性心内膜炎。③三叶瓣畸形，多数人主动脉瓣功能可终生保持正常，少数患者可出现主动脉瓣狭窄。

2. 退行性病变

老年性主动脉瓣钙化是一种退行性病变，也是成人最常见的主动脉瓣狭窄的原因。高血压、血脂异常、糖尿病及吸烟是其发生的危险因素，使用他汀类药物可延缓退行性钙化所致主动脉瓣狭窄的进展。

3. 炎症性病变

炎症性病变主要是由风湿性病变导致的主动脉瓣狭窄。

主动脉瓣关闭不全

主动脉瓣关闭不全最常见病因是风湿性心脏病，其他病因有感染性心内膜炎、先天性二叶主动脉瓣畸形、主动脉瓣环扩张症、先天性心脏病合并主动脉瓣关闭不全等。

二、疾病特点及处理原则

（一）疾病特点

二尖瓣狭窄

瓣膜轻度狭窄时一般不会出现症状，当中度狭窄时，患者会出现临床症状，以左心衰多见，患者出现呼吸困难、咳嗽和咯血，进一步发展为全心衰竭。重度狭窄患者可出现典型的"二尖瓣面容"。未经过手术治疗的重度狭窄患者的 10 年生存率约为 15%。出现严重肺动脉高压后，患者平均生存寿命为 3 年。

二尖瓣关闭不全

左心室长期负荷加重，最终产生左心衰竭，表现为咳嗽频繁、端坐呼吸、咳白色或粉红色泡沫样痰。同时，肺循环压力增高，最后可引起右心衰竭，表现为颈静脉怒张、肝大、腹水、下肢水肿。

主动脉瓣狭窄

虽然本病没有明显的临床症状，但仍存在猝死和晕厥等潜在的风险。有症状的主动脉瓣严重狭窄的患者，如果未经治疗，2 年内的病死率可高达 50%。

主动脉瓣关闭不全

由于左心室具有代偿能力，患者早期可无症状。随着代偿能力下降，左心室舒张末压逐渐升高，心排血量减少，左心房和肺毛细血管的压力升高，出现心悸、心前区不适及头部动脉强烈搏动感等症状。左心室高度肥厚，耗氧量增加，心肌缺血明显，心前区疼痛也逐渐加重，最后出现心力衰竭。

手术治疗应在心力衰竭出现前实施，否则死亡率很高。重度者确诊后予内科治疗，5 年存活率为 75%，10 年存活率为 50%。症状出现后，病情迅速恶化，心绞痛者 5 年内死亡率为 50%，严重左心衰竭者 2 年内死亡率为 50%。

（二）处理原则

二尖瓣狭窄

1. 一般治疗

去除加重及诱发因素，如抗风湿热、防治感染、纠正贫血、控制心室率、谨慎妊娠等；日常注意避免重体力劳动，保持大便通畅，学会规避情绪激动场景，等等。

2. 手术治疗

手术治疗主要包括传统的闭式二尖瓣交界分离术、体外循环直视下行人工瓣膜二尖瓣置换术，较为成熟的经皮球囊二尖瓣成形术（percutaneous balloon mitral valvuloplasty，PBMV）。

二尖瓣关闭不全

1. 内科治疗

症状不明显、心功能影响不严重的病例，主要预防风湿活动复发，预防感染性心内膜炎。有心房颤动及心衰时，应用洋地黄及血管扩张剂。

2. 外科治疗

（1）二尖瓣环成形术：瓣环扩张或者瓣膜病症状轻、活动度好，以关闭不全为主的病例，可考虑行二尖瓣环成形术。

（2）二尖瓣置换术：二尖瓣严重损坏，如瓣膜严重增厚、钙化、腱索，乳头肌严重粘连，可伴或不伴二尖瓣狭窄，有症状且心功能Ⅱ～Ⅳ级，左心房平均压升高 > 1.6 kPa（12 mmHg），左心室舒张期末压升高 > 1.3 kPa（10 mmHg）伴有肺动脉高压等，可考虑行二尖瓣置换术。不适于实施瓣膜成形的患者需行二尖瓣置换术。

（3）重度二尖瓣关闭不全伴严重心力衰竭，不耐受传统外科手术时，可考虑行近年来兴起的经导管二尖瓣夹合术（transcatheter mitral valve clipping，Mitra-Clip）或经导管二尖瓣缘对缘修复术（transcatheter edge-to-edge repair，TEER）。

主动脉瓣狭窄

1. 保守治疗

中度及重度狭窄者应避免剧烈体力活动，以预防感染性心内膜炎为主；出现房颤，应尽早电转复，否则可能导致急性左心衰竭。

2. 手术治疗

主动脉瓣置换术适用于主动脉瓣重度狭窄的患者。常用的手术方式包括直视下主动脉瓣分离术、经皮球囊主动脉瓣成形术（percuta-neous ballon aortic, PBAV）、多种路径（心尖、股动脉、颈动脉、腋动脉等）经导管主动脉瓣置入术（transcatheter aortic valve implantation，TAVI）。

主动脉瓣关闭不全

1. 内科治疗

以强心、利尿、扩血管治疗为主，包括应用洋地黄、利尿剂及血管紧张素转换酶抑制剂、硝苯地平等血管扩张剂，减轻左心室后负荷，改善心功能。有心绞痛者，可以口服硝酸异山梨酯改善心肌缺血；感染性心内膜炎者，应用抗生素控制感染；风湿性心脏病患者，应积极防治风湿活动。

2. 手术治疗

风湿热和绝大多数其他病因引起的主动脉瓣关闭不全均宜施行瓣膜置换术，机械瓣和生物瓣均可使用。瓣膜修复术较少用，通常不能完全消除主动脉瓣反流。由升主动脉动脉瘤使瓣环扩张所致的主动脉瓣关闭不全，可行瓣环紧缩成形术。

三、护理

（一）基础监测与护理

1. 体温

二尖瓣、主动脉瓣重度狭窄的患者出现体温升高的情况注意排查各种感染，警惕发生感染性心内膜炎。因此，出现体温升高，应积极寻找发热的原因，对体温超过38 ℃的患者进行血培养检查。高热增加机体需氧量，诱发或加重心衰、心肌缺氧、晕厥的发生。及时控制发热的原发病的同时，还应积极给予降温治疗，可采用物理降温与药物降温相结合的方式使体温降至正常。

2. 脉搏与心率监测

心瓣膜病，尤其是二尖瓣狭窄和或主动脉瓣狭窄的患者极容易出现心律失常。因此，脉搏与心率的监测非常重要，应常规进行脉搏或心率、节律的监测，必要时进行遥测心电监护，当发生心律失常时，可及时发现并给予相关治疗，防止病情进一步恶化。

3. 呼吸监测

二尖瓣、主动脉瓣狭窄合并急性左心衰或慢性心衰急性发作时，可出现呼吸急促、咳嗽、咳白色或粉红色泡沫样痰、发绀、血氧下降等情况。因此，应监测呼吸频率，进行血气分析，必要时给予合适的氧疗，以维持血氧饱和度大于95%。另外，对于咳嗽、咳痰的患者，应帮助其有效排痰、改善肺通气功能。当患者出现呼吸衰竭时，应立刻打开气道，给予简易呼吸器进行人工通气，必要时进行气管插管机械辅助通气治疗。

4. 血压监测

二尖瓣、主动脉瓣重度狭窄时，因每搏输出量减少，易出现低血压，尤其是活动增加、情绪波动、发热等情况下，心排血量不能满足机体需要时更易发生，所以要密切观察血压波动情况。

5. 血氧监测

二尖瓣、主动脉瓣重度狭窄导致心衰的发生、发展，出现急性肺水肿或慢性心衰急性发作时，有效循环血量和肺部氧合能力下降，导致周围循环缺血缺氧。指尖血氧监测能快速有效地反映患者病情变化情况。

6. 跌倒风险的监测

（1）跌倒/坠床风险的评估：二尖瓣、主动脉瓣重度狭窄的患者为跌倒高危人群。当患者卧位休息或心衰控制尚可时，患者无明显头晕、低血压、缺血缺氧等状况，一旦患者有感染、日常活动量增加、体位的突然改变、劳累、情绪波动、饱餐、用力排便等，患者极其容易出现由血压下降、脑供血供氧下降等情况而导致的跌倒/坠床，因此需常规使用"跌倒/坠床评估单"进行风险评估。

（2）跌倒/坠床风险的预防：根据风险评估的内容进行持续有效的干预能很好地预防跌倒/坠床发生；同时，应对患者及家属宣教此种心脏瓣膜疾病容易导致跌倒/坠床发生风险增加。若患者风险评估为低风险，仍不能完全排除跌倒/坠床事件的发生，应常规地进行饮食、活动、如厕等日常活动。

7. 压力性损伤的监测

心瓣膜病出现心衰时，易出现下垂部位水肿、活动受限甚至被动体位，使患者容易发生骶尾部及下肢水肿皮肤长时间受压，血液循环阻滞等异常现象，从而易引起压力性损伤。卧床患者常规采用 Braden 评估表评估。根据评分情况，给予相应的有效干预措施预防压力性损伤的发生。

8. 电解质与水平衡的监测

电解质与水平衡是维持心血管系统有效运转的重要因素之一。电解质与水平衡对心功能、心脏细胞内外环境的稳定、减少和控制心律失常并发症的发生起到极其重要的作用。重症心瓣膜病患者，尤其是心瓣膜换瓣术后的患者的血钾应维持在 4.5～5.0mmol/L 为宜，血钾低于 4.5mmol/L 应适当补钾，低于 4.0mmol/L 应尽早补钾，必要时静脉补钾。钠、氯维持在正常水平，过高或过低时应及时给予干预。未合并心衰或合并心衰处于稳定期，注意水及含水食物的摄入，保持出入平衡即可。对于合并心衰的患者，水的出入管理应按"心力衰竭容量管理"进行。

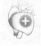

9. 早期康复

应帮助患者制订短期和长期的心脏康复计划，根据患者情况分阶段、因地制宜地选择康复方式、方法：①未手术的患者应根据心功能的情况进行合适的日常活动。②确定要进行手术治疗后，应常规评估心功能情况，再次确认吸烟史，查看肺功能检查结果以便于制订更合理且个性化的心肺康复计划。③确定手术治疗开始，5～7 d 甚至更长时间，应常规进行呼吸道准备，包括深呼吸锻炼（腹式呼吸锻炼、缩唇呼吸锻炼）、有效咳嗽、咳痰指导、吹气球训练或使用呼吸训练器训练。若患者有吸烟，需戒烟 2 周以上方考虑手术治疗。④术前进行心功能的准备，包括合理用药、饮食、活动、二便管理等。⑤术后康复。其包括：早期的床上踝泵运动、被动活动、呼吸功能锻炼（抱胸式有效咳嗽、咳痰和深呼吸锻炼等）；中期的床边、病房、病区内的活动指导，应循序渐进，并监测运动中的心率、血氧，出现心率下降或升高超过 20% 时应暂停，必要时给予紧急处置；对后期的自我管理及家庭支持相关内容给予指导、宣教、示范，具体包括饮食、二便管理，活动、睡眠、用药、疾病相关管理、复诊和随诊的注意事项，等等。

（二）并发症监测与护理

1. 心律失常

二尖瓣狭窄引发的心律失常大部分为房颤，房颤通常是患者就诊的首发症状。其发生率随左心房增大及年龄的增长而增加。主动脉瓣狭窄合并房颤的发生率为 10%。当合并房颤时可引起左心房压力上升及心排出量急剧下降，最终出现低心排及肺水肿。当主动脉瓣钙化累及传导系统时，可发生房室传导阻滞，当左心室肥厚，心内膜下心肌缺血或者冠状动脉栓塞可引起室性心律失常发生。因此，应给予心电监护，严密观察心电图，尤其是心率、心律情况。出现心率小于 40 次/分或大于 120 次/分，又或者频发室早、多源多型性室早、RonT 等现象时，警惕恶性心律失常发生，应及时报告医生进行紧急处置。

2. 急性左心衰或慢性心衰急性发作

急性肺水肿是重度二尖瓣狭窄的严重并发症，注意动态监测血流动力学的变化，根据病情变化调整血管活性药物［如正性肌力药（洋地黄类、米力农、多巴胺、多巴酚丁胺等）和扩张血管药物］的用量，并注意药物的副作用。术后护理应注意维护心功能，控制输液速度和量，以防发生肺水肿和左心衰竭。常见诱因有剧烈体力活动、情绪激动、感染、快速型心律失常。若患者得不到及时救治，可能导致死亡。因此，应严密做好病情观察，发现异常积极做好抢救配合与护理。

3. 血栓栓塞

二尖瓣狭窄合并体循环栓塞的发病率为 20%，其中合并房颤的患者发病率为80%；换瓣术后因人工或机械瓣膜本身的刺激和抗凝不足等产生的血栓容易脱落，引发体循环栓塞。脑栓塞是临床最常见的血栓栓塞，约占2/3；栓塞也可发生在四肢、脾、肾和肠系膜等动脉。栓子大多见于左心房扩大伴有房颤的患者；来源于右心房或下肢静脉系统的栓子可造成肺栓塞。因此，应严密做好病情观察及护理。

（1）警惕患者有无血栓栓塞的表现：若出现突发晕厥、肢体偏瘫，或者下肢厥冷，伴有疼痛及皮肤苍白等一系列血栓形成或体循环栓塞的表现，又或者出现胸痛、发绀、咳嗽、咳血痰、意识丧失等肺动脉栓塞的表现，应及时通知医师并配合处理。

（2）抗凝治疗：瓣膜置换术后24～48 h内给予华法林抗凝治疗，将INR维持在2.0～2.5。机械瓣膜置换术患者须终生进行抗凝治疗，而生物瓣膜置换术后患者须进行为期3～6个月的抗凝治疗。注意观察患者有无出血倾向，如有血尿，鼻、牙龈出血，皮肤黏膜瘀血斑，以及女性患者月经量增多或栓塞偏瘫等症状出现，及时通报医生。口服华法林要掌握定时定量、药量准确的原则。

4. 右心衰竭

右心衰竭为重症心脏瓣膜病，尤其是二尖瓣重度狭窄患者晚期常见的并发症。发生右心衰竭时右心排出量会减少，致使肺循环血量减少、二尖瓣重度关闭不全，从而减轻肺淤血，可使原有的呼吸困难症状有所减轻，临床表现以右心衰竭的症状和体征为主。

5. 感染性心内膜炎

单纯的二尖瓣重度狭窄患者合并感染性心内膜炎较少，换瓣术后，尤其是换生物瓣，若感染未控制，则相对易发生感染性心内膜炎。

6. 心源性猝死

术前无症状的心脏瓣膜病患者发生猝死少见，猝死多发生于先前有症状的患者。对患者出现各种新发的心律失常，均应引起重视，要加强巡视，并主动询问患者有无不适，重视患者的主诉及相关体征。常规查看电解质结果，积极纠正低钾血症。做好二便及容量管理，避免出现用力排便、情绪激动、劳累等易诱发心血管恶性事件发生的日常诱因。一旦发生心血管恶性事件，紧急启动院内CPR及高级生命支持，必要时准备紧急开胸手术。

7. 肺部感染

对于重症心脏瓣膜病患者，肺静脉压力增高及肺淤血常导致肺部感染，从而诱发或加重心力衰竭。因此，要做好肺部感染的预防。对于有明确肺部感染的患者，应做好以下几点：①测体温变化。②评估患者肺部啰音，观察咳嗽、咳痰，痰液的性质、颜色、量。③准确、及时留取痰标本。使用抗生素治疗前或已使用抗生素治疗的患者，在下一次使用抗生素前留取痰标本。④应积极配合医生，合理安排使用足量、全程的抗生素进行消炎治疗，并予氧气雾化治疗，观察效果。⑤定时拍背排痰。可于清晨起床时、静脉使用化痰药物后、氧气雾化吸入后、临睡前拍背排痰，并视情况按需拍背排痰。⑥指导进行有效咳嗽、咳痰；进行合理饮食、保暖等宣教。⑦定时通风，以室温18～22 ℃和湿度50%～60%为宜。

8. 与手术相关的其他并发症

（1）出血：是心脏瓣膜置换术后最常见的并发症之一，多发生在术后36 h内。术后需要密切观察心率、血压、中心静脉压的变化，保持心包、纵隔引流管妥善固定，并保持通畅，不定时挤压心包、纵隔引流管。若引流液大于100 mL/h，持续3～4 h，出血量较多或大量出血后突然中止，应警惕发生心脏压塞。需要学会识别心脏压塞的症状和体征，如胸闷气急、心率加快、颈静脉怒张、中心静脉压升高、动脉血压和脉压下降、周围性发绀、尿量减少等，也可出现血压测不出。另外，还需观察各穿刺点有无出血渗血，鼻腔黏膜、皮下黏膜有无瘀点瘀斑等。若出现以上任一现象，要立即报告医生，并积极配合医生做好二次开胸止血的准备。同时要及时输血，补充血容量。

（2）低心排综合征：是常见的严重并发症之一，也是术后造成死亡的最常见因素。一般心指数小于2.5 L/(min·m²)时可出现心率增快、脉压变小、血压下降、足背动脉脉搏细弱、中心静脉压上升、四肢末梢血管收缩、四肢末梢发冷、苍白或发绀、尿量低于0.5～1 mL/(kg·h)以下等低心排综合征表现。发生原因包括心包压塞、有效血容量不足、心功能不全等。术后应严密监测各项生命体征，密切监测电解质及血气分析结果，谨防缺血缺氧、电解质及酸碱失衡，规范应用血管活性药物，保持心包、纵隔、胸腔引流管通畅，保证静脉通路正常。

（3）心脏压塞：急性心脏压塞多发生在术后36 h内。当术后积血达到120 mL时，即可出现心脏压迫症状；若不及时处理，积血继续增加，会使心排出量降低，从而引起血流动力学紊乱；术后积血达到150 mL时，可引起致命的心脏压塞症。迟发性心脏压塞，大多发生在术后5 d后。需要明确的是，病情的严重程度，关键看心包液体聚积的速度，而不是液体量。因此，要严密做好病情观察，当患者出现突发胸闷、胸痛、烦躁、面色苍白、大汗；进行性血压下降、静脉压明显增高；出现心源性休克症状；出现血压降低、颈静脉怒张、心音遥远，即Beck三联征时，积极紧急救治及护理配合。具体措施为改善血流动力学、降低心包腔内压（心包穿制术、心包切开引流术、心包切除术）。

（4）电解质紊乱：低钾易诱发心律失常，因此一般要求心脏瓣膜置换术后的患者的血清钾宜维持在4.5～5 mmol/L。术后应密切观察尿量及心律情况。当尿量多时，密切抽血监测血钾水平；心电图异常时，及时告知医生；补钾后也应该及时复查血钾。患者可进食时应关注患者进食情况，包括食欲情况、进食种类、量和次数，及时纠正和处理因饮食不当引起的电解质紊乱可能。

（5）瓣周漏：换瓣术后的患者可能都存在瓣周漏的情况，尤其是TAVI术后，甚至有些患者存在瓣膜反流现象，但绝大多数为微量至轻度反流，并不影响瓣膜的正常使用及心功能。因此，应密切观察患者的尿液颜色，观察有无血红蛋白尿，监测血常规有无贫血征象。需要明确患者是否发生瓣周漏及其程度，以便进行后续治疗。当术后出现收缩期或舒张期杂音，或者血流动力学不稳定，又或者患者突然发生心衰时，均应高度警惕严重瓣周漏发生，可做床旁超声心动图进一步确诊。严重瓣周漏需要进行二次手术治疗，在等待手术期间要进行强心利尿治疗。

（6）溶血：若发生溶血，应遵医嘱采取碱化尿液的措施，一般可用碳酸氢钠静滴、利尿及腰部保暖等方式处理。若溶血症状未减轻，则考虑有无出现瓣周漏或瓣膜机械破坏而导致的严重溶血，这种情况需要进行二次手术治疗。

（7）栓塞：主要由于术后抗凝药物治疗不当引起，机械瓣比生物瓣多见。应密切观察病情，及时发现脑栓塞、肢体动脉栓塞等征象。

（8）瓣膜失灵：术后早期较少见，一旦发生即会引起严重的血流动力学障碍，常常来不及抢救而导致死亡。因此，及时准确识别非常重要。其主要表现为突然晕厥、发绀、呼吸困难以及无脉等急性循环障碍的征象，同时，心脏瓣膜听诊区听诊音缺如，出现以上情况高度警惕发生瓣膜失灵，立即启动抢救。少数病例，经胸外按压、叩击或电除颤等抢救措施，卡住的瓣叶可被弹开，心跳恢复，循环障碍可得到缓解，但不久又会反复。一旦确诊，需要紧急行再次开胸手术。

（9）肺不张：有30%～72%的心脏手术患者术后胸片中出现肺不张，是术后呼吸功能障碍的主要因素。肺不张也是心脏手术后低氧血症和气体交换受损的常见原因。发生肺不张的常见原因：①低温和静脉内心脏麻痹剂的使用会造成内皮细胞损伤；②术中阿片或镇静剂的大量使用；③麻醉期间吸入高浓度氧气；④胸部伤口使胸廓呼吸活动受限，引起痰液积聚等；⑤伤口疼痛，呼吸变浅，从而影响咳嗽和排痰；⑥术前存在肺炎、有吸烟史、糖尿病酮症酸中毒血液处于高渗等情况都可能使气道分泌物的量和黏稠度增加，导致痰液嵌塞而发生肺不张。

为预防和及时发现并处理肺不张应给予相关措施，包括：

A. 预防措施：①积极治疗和控制肺炎，纠正糖尿病防止出现酮症酸中毒；②术前停止吸烟时间要≥2周，并采取有效的支气管清除措施，如氧气雾化吸入、定时进行有效咳嗽、咳痰等；③术中尽量避免长效麻醉剂的使用；④术后亦应减少止痛剂的使用，尤其是会抑制咳嗽反射的药物；⑤术后鼓励患者加强翻身，并指导患者进行有效咳嗽和深呼吸；⑥术后病情允许情况下尽早取半坐卧位，膈肌下移，可促进肺复张；⑦术后常规进行有效的氧气雾化吸入。

B. 及时发现和处理肺不张：①应快速消除引起肺不张的病因。如怀疑为机械性阻塞，采取有效咳嗽、负压吸引的方式快速清除痰液或分泌物，或24 h内采取积极的呼吸及物理治疗措施［如呼吸末正压通气（positive end expiratory, PEEP）或持续气道正压通气（continuous positive airway, CPAP）］，可缓解病情。若上述措施无效，或患者不能配合，应进行纤维支气管镜检查，可在支气管镜下清除黏液栓或稠厚分泌物，使不张的肺得以复张。②应采取患侧处于最高位的体位，以利于体位引流。③进行物理治疗，加强扣背排痰，鼓励患者进行有效咳嗽及深呼吸。④根据药敏结果选用敏感的抗生素进行治疗。⑤必要时给予成人经鼻高流量湿化氧疗、无创或有创持续气道正压通气治疗。

9. 胸腔积液和心包切开术后综合征

胸腔积液是心脏外科术后常见的并发症，国外研究报道发生率为45%～63%，国内发生率为39%。心脏手术后发生的胸腔积液可能由很多病因引起。早期积液（术后最初15 d）是典型的出血性胸腔积液，以中性粒细胞为主，与手术创伤相关。后期积液的病因往往是以淋巴细胞为主的自身免疫性疾病。若发生胸腔积液，可表现为胸闷、气短、呼吸困难等。

心脏手术后胸膜积液也通常代表患者出现了心包切开术后综合征（post-pericardiotomy syndrome），为心脏手术引起的并发症。一般发生在心脏手术后2～3周。目前研究认为其发生可能与高敏反应或患者自身免疫有关，大约15%的患者心脏手术后会发生心包切开术后综合征。临床表现通常包括：无传染性发热、胸膜炎胸痛、新发胸腔积液、心包摩擦或手术数周后持续性心包积液等。心包切开术后综合征相关的胸腔积液中，83%以左侧为主，67%为单侧，38%的积液为双侧。该综合征通常使用非甾体抗炎药和秋水仙碱来治疗。中、重度的胸腔积液应进行胸腔穿刺引流术。护理方面：应密切关注患者主诉，注意患者呼吸频率及血氧波动情况，必要时进行查体，如进行肺部听诊及叩诊，关注复查的胸部CT及心脏彩超结果回报。对于中、重度的胸腔积液患者，护理人员应协助医生进行胸腔穿刺引流术，并做好胸腔穿刺引流置管术的相关护理。

10. 气胸

管道的存在、管道管理不当及拔除胸腔引流管都可能导致气胸的发生。胸腔引流后复发性生理气胸也是最重要和危及生命的并发症之一。应密切监测患者拔除胸管后有无出现呼吸困难，必要时听诊呼吸音。出现单侧呼吸音减弱或消失时，应立即报告医生，完善相关检查。胸部X光检查和/或床边超声检查是检测气胸的有效方式。

11. 皮下气肿

心脏开胸术后伤口处及胸腔引流管周围易出现皮下气肿，严重的皮下气肿可导致伤口愈合延迟，因此应积极预防，日常交接班查房时常规触摸检查伤口及管道穿刺口周围的皮肤情况。出现皮下气肿后，患者可能会感到皮下组织肿胀，触之有海绵样感觉或踏雪感。用听诊器按压皮下气肿部位，可听到捻发音。若发生皮下气肿，应做好以下工作：①及时控制气体的来源，预防严重皮下气肿的发生。②判断皮下气肿发生的程度、范围，并做好交接班。③处理。若皮下气肿程度比较轻，可以不用进行处理，多数患者可以自行吸收；若比较严重，可以采取针头穿刺放气，或直接用注射器抽吸，均须在无菌下操作并注意预防穿刺处感染；必要时，也可在胸壁伤口引流管处接中心负压进行持续吸引排气。

12. 传导阻滞

术后应常规每班检查临时起搏器的参数，当发现起搏或感知异常时，报告医生，并及时查找异常原因；定期或必要时更换起搏器穿刺部位贴膜，监测导管外露长度，必要时及时调整；如果病情需要植入永久起搏器，按永久起搏器护理常规进行护理。

13. 脑卒中

观察患者有无一侧肢体麻木或无力、一侧面部麻木或口角歪斜、言语不清、吞咽障碍等神经系统症状，发现异常及时汇报并配合医生进行处理。

三、案例分析

案例一

患者林某，女性，69 岁，因"反复活动后胸痛、气促 7 年余，加重伴恶心呕吐 3 天"于 2022 年 1 月 7 日 16:59 急诊。拟"心脏瓣膜病"轮椅收入心脏外科。既往有甲状腺功能亢进症 5 年，未规律服用抗甲状腺药。有腔隙性脑梗死多年，未进行特殊治疗。左上肺腺癌术后 5 年（经胸腔镜手术），术后规范随诊。2019 年 1 月 7 日行胃镜检查示：糜烂性胃炎；十二指肠球炎；胃多发息肉。自诉既往有丙肝病史 10 余年。

入院查体：体温 36.8 ℃，心率 108 次/分，呼吸 20 次/分，血压 125/55 mmHg，血氧饱和度为 98%。神志清，对答切题，精神疲倦，双侧瞳孔等大等圆，直径 2.5 mm，对光反射灵敏，右脸颊近眼角处有一跌倒所致的 4 cm×5 cm 大小的伤口，局部已结痂，双下肢轻度凹陷性水肿。诉头晕、恶心、心悸、活动后气促。入院后予心电、血压、血氧监护，予改善头晕、利尿、补钾、控制心率、护胃、促进胃肠动力等对症支持治疗，完善相关检查，做好术前准备，拟行全麻下体外循环下二尖瓣、主动脉瓣机械置换术。

入院护理评估：ADL 评分 55 分，防跌倒风险评分 15 分，Caprini 血栓风险评分 2 分，Braden 评分 17 分。

2022 年 1 月 7 日检验报危急值心功能：肌钙蛋白 I 0.210 g/L，氨基末端脑钠肽前体 9270.00 pg/mL。患者于 2022 年 1 月 10 日 11:58 因反复出现呼吸困难、恶心、呕吐胃内容物，胸闷、气促、头晕、乏力等症状，体温 36.0 ℃，脉搏 116 次/分，呼吸 28 次/分，血压 112/76 mmHg，指尖血氧饱和度为 95%，心电图为房颤律。检验结果提示血钾 3.3mmol/L。因"二尖瓣、主动脉瓣重度狭窄、心衰急性发作、低钾血症"予告病重。复评 ADL 评分 40 分，Caprini 血栓风险评分 3 分，Braden 评分 15 分。

病情稳定后，完善相关检查，做好术前准备，于 2022 年 1 月 17 日 7:30 送手术室行全麻下体外循环下主动脉机械瓣置换 + 二尖瓣机械瓣置换术 + 左心耳夹闭术 + 起搏导线置入术 + 心包、纵隔引流术。术后转 ICU 进一步治疗，于 1 月 19 日 11:52 由 ICU 车床转回普通病房，转入时，神志清，对答切题，左右瞳孔等圆等大，对光反射灵敏，诉间中有胸部伤口疼痛不适，骶尾部皮肤完好，双足背动脉搏动可触及，左侧稍弱。给予高流量机辅助通气，模式：温度 34 ℃，氧流速 40 L/min，氧浓度 40%。带入心包及纵隔引流管，挤压后可见少量暗红色液引出；带入临时起搏器，呈启用状态，起搏率为 80 次/分；右颈内静脉留置中心静脉导管（central venous catheter，CVC），外露 7 cm，各穿刺口良好，周围无明显红肿，伤口敷料较干洁，带入胃管固定妥善，尿管内见黄色尿液引出；查看骶尾部见轻微压红，范围约 5 cm×5 cm，压之可褪色；肛门使用肛袋，肛袋内可见少量黄色烂便。带入新活素 0.5 mg 组液以 4 mL/h，呋塞米 100 mg 组液以 1 mL/h，瑞芬太尼 2 mg 组液以 2 mL/h，氯化钾注射液 30 mL 组液以 5 mL/h 静脉泵入。予胸带束缚胸部，给予心电、血压、血氧监护。心电图：起搏心律与窦性心律交替出现。患者已使用华法林 1.5 mg，每晚 1 次，抗凝治疗，并使用盐酸曲马多缓释片 0.1 g，每 8 h 1 次，止痛。

转入时生命体征：体温 36.5 ℃，脉搏 84 次/分，呼吸 20 次/分，血压 137/71 mmHg，血氧饱和度 99%。

护理评估：ADL 评分 15 分，非计划拔管评分 7 分，防跌倒风险评分 9 分，Caprini 血栓风险评分 9 分，Braden 评分 14 分，营养评分 4 分，疼痛评分 3 分，吞咽困难评定为可疑。

转回心外科普通病房后继续术后恢复治疗。术后予新活素 + 米力农 + 地高辛强心抗心衰、哌拉西林巴坦钠抗感染、华法林（1.5 mg，每晚 1 次）抗凝、胺碘酮抗心律失常、呋塞米 + 螺内酯利尿、钠钾镁钙葡萄糖注射液 + 复方氨基酸注射液 + 人血白蛋白补液、异甘草酸镁注射液（天晴甘美）保肝、酒石酸美托洛尔片控制心率、盐酸曲马多缓释片（0.1 g，每 8 h 1 次）止痛等对症支持治疗；密切关注患者的血常规、肝肾功能、电解质的情况。血常规提示血红蛋白 88.00 g/L，遵医嘱予输注同型红细胞悬液 1 U + 新鲜血浆 300 mL，予氯化钾静脉补钾等对症治疗。

病例分析：患者诊断为重症联合心瓣膜病合并心衰，先后经历了换瓣术前的心衰急性发作，以及术后疼痛、消化道症状、出血风险增加、快速房颤、低心排综合征、胸腔积液等情况，病情复杂，护理上需要加强，制定完善的护理管理策略，降低患者并发症的发生率，从而降低患者死亡率，改善患者预后。因此，应系统地评估患者存在的和潜在的疾病及护理方面的风险，根据治疗和护理原则制定完善的护理管理策略。风险评估及护理防控策略详见表5-1、表5-2。

表5-1 二尖瓣重度狭窄合并主动脉瓣关闭不全开胸术术前风险评估及护理防控策略

系统	风险	发生原因	防控策略
循环系统	心律失常	心脏瓣膜狭窄或（和）关闭不全导致左心房压力增高，使左心房扩大及房壁纤维化	1. 应严密观察心电监护，尤其是心率、心律情况 2. 心率出现小于40次/分或大于120次/分，心律出现频发室早、多源多型性室早、RonT等现象时，应警惕恶性心律失常发生，应及时报告医生，迅速执行医嘱或协助进行紧急处置 3. 无监护的患者，每天测量脉率、脉律，出现脉率、脉律变化应予心电监护或行心电图检查，以明确心律失常发生的种类，是否需要紧急处理 4. 关注患者有无头晕、心悸、胸闷等不适 5. 出现心律失常，应常规查看当天电解质结果，尤其是血钾结果，及时纠正电解质紊乱或低钾血症
	急性左心衰或慢性心衰急性发作	左心房失代偿期、左心房压和肺静脉压升高，可引起肺小动脉反应性收缩，最终导致肺小动脉硬化，肺动脉压力增高。重度肺动脉高压使右心室后负荷增加	1. 动态评估患者卧位、饮食、睡眠、咳嗽、咳痰情况，如是否存在不能平卧、气促、夜间阵发性呼吸困难、口唇和甲床发绀、频繁咳嗽、咳白色或粉红色泡沫等急性左心衰或慢性心衰急性发作的表现 2. 避免诱发因素，如剧烈体力活动或情绪激动、用力排便、感染、快速型心律失常等 3. 已出现或可疑出现急性左心衰或慢性心衰急性发作时应：①摇高床头，取半坐卧位甚至是端坐位。②吸氧，根据血氧或血气分析结果调整给氧方式、氧浓度、氧流速等；如双鼻导管给氧、面罩给氧、高流量湿化氧疗机给氧、无创或有创呼吸机给氧。③开通静脉通路，控制补液速度<30滴/分。④备抢救车及抢救用物。药品包括强心、利尿、扩血管、吗啡等药物

续上表

系统	风险	发生原因	防控策略
循环系统	心源性猝死	射血分数（ejection fraction，EF）过低，存在低钾血症、心律失常等诱因	1. 应加强巡视并主动询问患者，关注主诉及相关体征，常规查看电解质结果，积极纠正低钾血症 2. 出现各种新发的心律失常应重视，加强观察及做好交接班 3. 做好二便及容量管理，避免出现用力排便、情绪激动、劳累等易诱发心血管恶心事件发生的日常诱因 4. 一旦发生心血管恶性事件，紧急启动院内 CPR 及高级生命支持，必要时准备紧急开胸手术
呼吸系统	气体交换受损	急性左心衰或慢性心衰急性发作、肺部感染	1. 抬高床头 30° 2. 定时拍背，指导患者做深呼吸、咳嗽动作，5 ～ 10 min 1 次，每日 3 次 3. 密切观察病情变化，如呼吸频率、节律、深浅度及缺氧发绀改善情况，根据血氧饱和度、血气分析结果等调整给氧方式 4. 遵医嘱给予消炎、化痰、平喘及氧气雾化治疗
	肺部感染	咳嗽、咳痰	1. 监测体温变化 2. 评估患者肺部啰音，观察咳嗽、咳痰，痰液的性质、颜色、量 3. 准确、及时留取痰标本 4. 应积配合医生，合理安排使用足量、全程的抗生素进行消炎治疗，并予氧气雾化治疗，观察效果 5. 定时拍背排痰：拍背排痰时机为清晨起床时、静脉使用化痰药物后、氧气雾化吸入后、临睡前，并视情况按需拍背排痰 6. 指导进行有效咳嗽、咳痰及合理饮食、保暖等宣教 7. 保证合适的病房环境：定时通风，维持室温在 18 ～ 22 ℃和湿度 50% ～ 60% 为宜
	肺栓塞	静脉血栓形成脱落栓塞	1. 关注有无胸痛、发绀、咳嗽、咳血痰、意识丧失等肺动脉栓塞的现象，出现异常及时通知医生 2. 常规监测指脉氧 3. 血栓形成的预防：除了常规预防，心功能稳定者，每天饮水量达 2000 mL；指导适当活动，避免剧烈活动，突然大幅度活动；遵医嘱使用抗凝药物

续上表

系统	风险	发生原因	防控策略
神经系统	缺血性脑卒中	房颤、血栓脱落	1. 警惕患者有无突发晕厥、言语不清、偏瘫或某一侧肢体乏力、下肢厥冷、疼痛、皮肤苍白等血栓栓塞症状及体征 2. 可疑缺血性脑卒中，给予心电、血压、血氧监护，常规给氧，开通静脉通路，备抢救用物及预防和处置尿失禁 3. 给予脑科观察
全身	营养不良	胃肠淤血所致食欲下降而进食少	1. 使用住院患者营养风险筛查 NRS-2002 评估表进行评估，有中高营养风险的患者给予营养干预 2. 关注营养检验指标，遵医嘱给予干预 3. 及时准确给予改善心功能相关措施 4. 每天询问患者饮食情况，包括患者的食欲、进食的种类及量、进餐的次数等 5. 给予饮食指导，鼓励少量多餐进食 6. 帮助患者或家属在住院环境下准备符合营养需求的食物
心理	焦虑、恐惧	对心瓣膜病知识缺乏，担心预后	1. 给予相关知识的宣教，可运用健康宣教单，但应注意语言的表达及宣教时机 2. 听取患者的诉求，给予个性化心理支持 3. 联合家属给予心理护理 4. 介绍成功病例

表5-2 二尖瓣重度狭窄合并主动脉瓣关闭不全开胸术后风险评估及护理防控策略

系统	风险	发生原因	防控策略
循环系统	心律失常	心脏瓣膜狭窄或（和）关闭不全导致左心房压力增高，使左心房扩大及房壁纤维化、手术创伤、电解质紊乱	1. 心脏术后常见的心律失常有室性早搏、室性心动过速、心房纤颤、室上性心动过速及窦性心动过缓等 2. 关注患者主诉，有无头晕、心悸、胸闷等症状 3. 密切观察心电图，如心率、心律的变化，必要时行心电图检查 4. 需要对术前术后，以及不同的时间段的心电图进行对比。如室早由偶发变为频发，心率过快（大于120次/分）或变慢（小于40次/分），又或变快、变慢次数超过原心率20%以上，都应引起注意，密切动态观察并报告医生

续上表

系统	风险	发生原因	防控策略
循环系统	心力衰竭、低心排综合征	术中心脏的创伤和缺血、缺氧，以及麻醉药物的影响	1. 定时评估患者神志精神状态、周围循环情况（四肢皮温皮色、湿度、静脉充盈、动脉波动）、呼吸频率等 2. 严密监测心率（律）、血压的变化及中心静脉压（central venous pressure, CVP）等血流动力学指标，维持左心房压在 12 ～ 15 mmHg；根据血流动力学指标，遵医嘱补足血容量并给予正性肌力药物和血管扩张药，进行强心利尿治疗 3. 准确记录出入量，术后早期出入量应根据生命体征、CVP、患者末梢循环情况、进食情况、尿量、引流量等进行动态调整。胶体、晶体补充比例合适，尤其注重胶体的补充，必要时可边补液边利尿以调整患者的血容量及改善内环境 4. 严重低心排者可考虑 IABP 治疗 5. 急性左心衰者按第二章相应内容进行抢救与配合
	瓣周漏	手术损伤瓣环，导致瓣环和缝环愈合不良	1. 观察有无血红蛋白尿、出现新发的贫血征象 2. 配合医生安排行超声心动图检查 3. 术后早期若发生溶血，则应碱化尿液，保护肾功能，并注意利尿处理 4. 严重瓣周漏需要配合准备行二次手术治疗
	心脏压塞	术中局部止血不彻底、手术创面大而渗血过多、体外循环后继发凝血功能紊乱、术后鱼精蛋白中和肝素不足、患者凝血功能差、手术后患者体温过低（复温、保暖）、大量使用库存血等	1. 评估病情：突发胸闷、胸痛、烦躁、面色苍白、大汗；进行性血压下降、静脉压明显增高；出现心源性休克症状，表情淡漠、四肢湿冷、恶心、呕吐胃内容物；快速判断有无 Beck 三联征，即血压降低、颈静脉怒张、心音遥远 2. 通知医生，备抢救车、治疗车 3. 紧急处理：协助患者抬高床头，保持呼吸道通畅，吸氧，建立中心静脉通道，快速补液、扩容，予多巴胺或多巴酚丁胺升压治疗 4. 监测与观察：监测生命体征，包括意识、瞳孔、血压、心率、心律、血氧；观察神志、精神状态、四肢末梢循环状态；检查心包、纵隔引流管引流情况 5. 紧急床旁心脏超声检查 6. 备心包穿刺用物：心包穿刺包、治疗车、消毒用物、固定用物 7. 床边心包穿刺配合：①选取合适的卧位。②穿刺点在心尖部者，取坐位或半坐位；穿刺点在剑突与左肋弓

续上表

系统	风险	发生原因	防控策略
循环系统	心脏压塞		缘夹角处者，可取半卧位，上半身抬高 30°～40°。③常规消毒、铺巾、局部麻醉、穿刺。④穿刺过程中，密切观察患者生命体征及各种指标变化，如有不适立即停止操作，并给予对症处理，进行后续观察与护理。⑤持续引流、解除压迫。⑥观察心包引流液的颜色、性质、量，血压是否恢复到 90/60 mmHg 以上。⑦观察是否有救治成功表现，如意识及生命体征恢复平稳、胸闷、胸痛症状缓解。⑧6 h 内写好抢救记录 8. 做好二次开胸的术前准备，紧急送手术
	心源性猝死	存在恶性心律失常、电解质紊乱等心源性猝死的诱因	1. 重视各种新发的心律失常 2. 应加强巡视、主动询问患者，关注主诉及相关体征 3. 常规查看电解质结果，积极纠正低钾血症 4. 做好二便及容量管理，避免出现用力排便、情绪激动、劳累等易诱发心血管恶性事件发生的日常诱因 5. 一旦发生心血管恶性事件，紧急启动院内 CPR 及高级生命支持，必要时准备心脏紧急开胸手术
	感染性心内膜炎	换瓣术后，尤其是生物瓣，感染未控制时或存在血源性感染的风险时	1. 注意预防感染 2. 必要时进行血培养采集：①体温大于 38 ℃或寒战等可疑感染时。②寒战或发热初期时采集，抗菌药物应用之前时采集最佳；如果患者已经应用抗菌药物治疗，应该在下一次用药之前采集标本进行血培养。③套数，"双瓶双侧"。④采血量为每瓶 15 mL，血液与肉汤的最佳比例为 1：10～1：4。⑤严格无菌操作及手卫生。⑥培养瓶的消毒。去掉培养瓶口的塑料瓶盖，70% 酒精消毒血培养瓶橡皮塞子 60 s，自然待干。⑦穿刺点皮肤消毒"三步法"。第一步，75% 乙醇擦拭静脉穿刺部位，待干 30s 以上；第二步，1%～2% 碘酊作用30 s 或1% 碘伏作用60 s，从穿刺点向外面画圈消毒，消毒区域直径达 6 cm 以上；第三步，用 75% 乙醇擦拭碘酊或碘伏消毒过的区域进行脱碘并自然待干。⑧用注射器无菌穿刺取血后，勿换针头，先需氧瓶后厌氧瓶，注入后轻轻颠倒摇混。⑨标记好后尽快送检 3. 配合使用抗生素：按时早期应用、足量全程静脉用药 4. 其他措施参考第七章相应内容

重症心脑血管病护理管理策略

续上表

系统	风险	发生原因	防控策略
循环系统	瓣膜失灵	换瓣术后，瓣膜出现卡顿现象	1. 观察患者的临床表现，如是否突然出现晕厥、发绀、呼吸困难和无脉等急性循环障碍的征象 2. 听诊心脏瓣音缺如 3. 需要紧急行再次开胸手术
呼吸系统	肺部感染	术中全身麻醉、术后使用呼吸机过度等	1. 术前应控制感染、戒烟 2. 术前 3～7 d 开始进行有效肺功能锻炼，每次 20～30 min，每天 3 次 3. 术后指导尽早取坐位及床上活动 4. 指导、督促和鼓励抱胸式有效咳嗽、咳痰，每 2 h 1 次，或必要时 5. 定时拍背、使用胸带 6. 评估伤口疼痛的程度，必要时给予止痛措施 7. 其他措施同表 5-1 中"肺部感染"相应措施
呼吸系统	肺不张	低温和静脉内心脏麻痹剂造成内皮细胞损伤；术中大剂量阿片或镇静剂；麻醉期间高浓度氧吸入	1. 预防措施：①积极治疗和控制肺炎，纠正糖尿病酮症酸中毒；②术前停止吸烟，并采取增强支气管清除措施，如氧气雾化、定时进行有效咳嗽、咳痰等；③术中避免使用长效麻醉剂；④术后亦应少用止痛剂，因为此类药物抑制咳嗽反射；⑤术后鼓励患者每小时翻身 1 次，并鼓励咳嗽和做深呼吸；⑥术后尽早取半坐卧位及早期活动；⑦术后常规进行有效的氧气雾化吸入 2. 及时发现和处理肺不张：①应消除造成急性肺不张的病因。若怀疑为机械性阻塞，咳嗽吸引或 24 h 积极的呼吸和物理治疗措施（包括 PEEP 或 CPAP）可缓解病情。若上述措施无效，或患者不能配合上述治疗措施，应做纤维支气管镜检查。如果确定为支气管阻塞，可借支气管镜清除黏液栓或稠厚分泌物，使不张的肺得以重新充气。②确诊为肺不张的患者应采取使患侧处于最高位的体位，以有利体位引流。③进行适当的物理治疗；鼓励患者咳嗽、继续定时翻身和做深呼吸。④遵医嘱，根据常见病原菌和药敏检测结果给予抗生素治疗。⑤根据患者肺不张情况，必要时给予成人经鼻高流量湿化氧疗（high-flow nasal cannula oxygen therapy，HFNC）、无创或有创 CPAP

续上表

系统	风险	发生原因	防控策略
呼吸系统	胸腔积液和心包切开术后综合征	换瓣术术后渗出	1. 应密切关注患者主诉，如胸闷、气短、呼吸困难等 2. 注意患者呼吸频率及血氧波动情况，必要进行查体：进行肺部听诊及叩诊 3. 关注复查的胸部 CT 及心脏彩超结果回报；对于中、重度的胸腔积液患者，协助医生进行胸腔穿刺引流术，并做好胸腔穿刺引流置管术相关护理
呼吸系统	气胸、皮下气肿	与换瓣术后管道的存在、管道管理不当及拔除胸腔引流管后有关	1. 日常交接班查房时常规触摸检查伤口及管道穿刺口周围的皮肤情况 2. 应密切监测患者拔除胸腔引流管后有无出现呼吸困难，必要听诊呼吸音情况。出现单侧呼吸音减弱或消失时，应及早报告医生 3. 发生皮下气肿，应进行如下处理：①及时控制气体的来源，预防严重皮下气肿的发生。②判断皮下气肿发生的程度、范围，并做好交接班。③皮下气肿比较轻，可以不用进行处理，多数患者可以自行吸收。但是，如果比较严重，可以采取多处针头穿刺放气，或者直接用注射器向外吸气来进行处置，须在无菌下操作并注意预防穿刺处感染；必要时，在胸壁伤口引流管接中心负压持续吸引排气
神经系统	缺血性脑卒中	血栓脱落、栓塞	1. 术后 24～48 h 遵医嘱即给予华法林抗凝治疗 2. 抗凝治疗的效果观察：INR 保持在 2.0～2.5 为宜 3. 机械瓣置换术后者，须终生抗凝治疗；生物瓣置换术后者需抗凝治疗 3～6 个月 4. 抗凝治疗期间，定期复查 INR，调整华法林的剂量 5. 定期复查心脏彩超，如怀疑有血栓形成，应及时规范化诊治 6. 日常护理中应指导避免重体力活动、突然大幅度改变体位及持续剧烈咳嗽等，以防在不知道心瓣膜血栓已形成的情况下增加血栓脱落的风险

续上表

系统	风险	发生原因	防控策略
神经系统	脑出血	华法林治疗量因人而异	1. 及时查看凝血功能，尤其是术后调整华法林用量期间，如出现凝血功能异常，应观察有无出血倾向发生 2. 观察患者神经和精神状态 3. 常规询问患者有无头痛不适、喷射性呕吐等，警惕脑出血的发生 4. 因华法林使用剂量变异性大、与其他药物及食物存在相互作用，应加强华法林相关知识宣教及自我管理指导，养成良好的药物使用依从性 5. 一旦出现 INR 过高，考虑为华法林过量，应立即停药，及时遵医嘱使用维生素 K 对抗
消化系统	营养不良	胃肠淤血、胃纳差、卧床致胃动力不足	1. 评估食欲、腹胀情况 2. 听诊肠鸣音及测量腹围 3. 指导餐后半小时用手掌环形顺时针按摩腹部 3～5 min 4. 促进胃肠动力药物 5. 饮食指导：术后按流质→半流质→软食→普食过渡，少量多餐，避免饱餐
泌尿系统	泌尿系感染	留置尿管	1. 观察会阴部位有无红肿及分泌物情况 2. 观察尿管引流的尿液颜色、性质、量，有无絮状物 3. 出现尿液浑浊、尿颜色改变、血尿、下腹部不适等警惕尿路感染的发生 4. 预防措施：①会阴护理，每天 2 次，必要时增加次数；②使用洁悠神喷洒洗尿道口、尿道口近端 5 cm 处尿管、集尿袋与尿管接口处、集尿袋出口处；③根据病情增加饮水或补液量以增加尿量；④评估尿管留置的必要性，尽早拔除尿管
血液系统	溶血	瓣周漏或瓣膜机械破坏	1. 术后早期若发生溶血，则应碱化尿液，保护肾功能，并注意利尿 2. 用热敷双侧肾区，防止肾血管痉挛，保护肾脏 3. 若溶血未见减轻，则可能是瓣周漏或瓣膜机械破坏导致的严重溶血，需要二次手术治疗

续上表

系统	风险	发生原因	防控策略
血液系统	出血	手术或抗凝过度	1. 间断挤压引流管，观察并记录引流液的性状及量，必要时进行激活全血凝固时间（activated clotting time of whole blood，ACT）的监测。若引流量持续 2 h 超过 4 mL/（kg·h）或引流量连续 3 h 超过 200 mL/h，又或有较多血凝块，引流液颜色鲜红、引流管道温热，伴血压下降、脉搏增快、躁动、出冷汗等低血容量表现，则考虑有活动性出血，要及时报告医师，并积极准备再次开胸止血 2. 在观察出血变化和等待二次开胸期间，要及时输血，至少补足出血量 3. 使用抗凝药物期间，密切观察患者有无出血倾向
全身	压力性损伤	卧床、管道受压、使用胸带	1. 每天评估皮肤状态、耐压时间，根据出现压红的程度及时调整翻身频率 2. 每天评估各管道固定是否妥善，贴胶布时是否使用高举平台法，受压部位皮肤情况。管道包括：氧管处（耳郭、面部及鼻孔处）、CVC、心包引流管、纵隔引流管、胸腔引流管、尿管等 3. 保持床单位、患者衣裤平整清洁干燥，定期更换床单位和被套，每 2 h 翻身拍背或更换体位 1 次，必要时使用除压手套、气垫床等 4. 每天擦浴，皮肤干燥者使用润肤露，骶尾部各骨突隆处使用赛肤润涂抹，受压明显的部位喷 3M 液体敷料保护，2～3 次/天 5. 定时查看肛周情况，保持肛周干洁，清洁肛周，每天 2 次 6. 给予优质高蛋白高维生素饮食指导及宣教
	营养不良	疾病消耗增加	1. 遵医嘱术中、术后使用白蛋白 2. 遵医嘱术中、术后输注血浆、红细胞、全血等 3. 给予饮食指导，增加肉类、鱼、蛋、奶类、新鲜蔬菜水果的摄入 4. 饮食按流质→半流质→软食→普食过渡期间，应根据患者实际情况进行调整 5. 关注家属准备的食物及患者进食的情况，如食物的质量、搭配是否合理、进食量等。定时查看检验结果，尤其关注患者血常规及白蛋白的数值 6. 必要时请营养科会诊进行营养干预

续上表

系统	风险	发生原因	防控策略
全身	电解质紊乱	术前禁食、长期利尿、术后尿多、术后食欲差而进食少等	1. 及时查看电解质，以便及时发现电解质紊乱的情况 2. 关注患者进食情况，包括食欲情况、进食种类、量和次数，及时纠正和处理因饮食不当引起的电解质紊乱可能 3. 换瓣术后的患者，血清钾一般维持在 4.5～5.0 mmol/L 为宜 4. 出现心律失常，节律、频率改变，尤其是发生频发室性早搏，应警惕低钾血症的发生
全身	跌倒	术后卧床时间过久、体质虚弱、头晕	1. 根据患者的情况制订术后活动计划，尽可能早期开始活动，循序渐进进行：卧床活动包括呼吸功能锻炼、上肢活动、踝泵运动→床上坐位活动（床边被动、主动活动）→床边踏步活动→病房内活动→病区内活动。活动在有人陪伴下进行 2. 活动前进行跌倒风险评估，针对各高危因素进行防跌倒措施的宣教 3. 活动前后检测生命体征，尤其是血压、心率 4. 加强营养，避免空腹或进食后马上进行活动
全身	焦虑	对换瓣术后自我管理知识缺乏，体质虚弱，担心预后	1. 按计划针对患者及家属进行饮食、活动、二便管理、伤口护理、用药等相关知识宣教 2. 根据患者的检验指标白蛋白、血红蛋白等指标和患者胃纳、进食情况给予针对性营养支持和指导 3. 联合家属给予心理护理、鼓励 4. 术后给予疼痛护理 5. 关注患者睡眠情况，必要时遵医嘱给予安眠药物干预
局部	切口感染	术后伤口管理不当	1. 每班观察伤口敷料粘贴、渗血、渗液的情况，根据需要更换敷料 2. 每班常规检查伤口周围皮肤有无红肿痛 3. 进行红外线照射，每次 30 min，每天 2 次 4. 伤口未愈合前不建议淋浴；若伤口愈合，淋浴后及时擦干伤口处水分 5. 建议日常穿透气、宽松的棉质衣物

案例二

患者石某，男性，82岁，因"反复胸闷4年余，加重伴活动后气促1年"于2021年12月10日21:20门诊拟"心脏瓣膜病"收入院。近1年来无明显诱因反复出现胸闷症状，主要位于心前区，呈压榨样，范围约巴掌大，可放射至整个前胸部，每次发作数分钟，活动后加重，静息可缓解。既往有高血压病史，最高在2级水平，未系统诊治，目前未服药，自述近期平日监测血压在正常范围。

入院查体：体温36.8℃，心率65次/分，呼吸18次/分，血压145/93 mmHg，血氧饱和度：98%。神志清，精神稍疲倦，听诊心脏：房颤律，第一心音强弱不一，主动脉瓣听诊区可闻及粗糙高调的收缩期杂音。入院后予等对症支持治疗。

护理评估：ADL评分55分，防跌倒风险评分15分，Caprini血栓风险评分2分，Braden评分17分。

完善相关检查，做好术前准备后于2021年12月17日7:30送复合手术室行食道超声引导下经股动脉经导管主动脉瓣置换术+右下肢股动脉探查术+主动脉造影术+临时起搏导线植入术+左股动脉血管内闭合术。术后转ICU进一步治疗，于12月18日11:00由ICU车床转回普遍病房。转入时，神志清，对答切题，左右瞳孔等圆等大，对光反射灵敏，右腹股沟穿刺处伤口敷料干洁，无诉伤口疼痛不适。带入右颈内静脉留置CVC，外露8 cm。带入新活素0.5 mg组液以2 mL/h、氯化钾注射液30 mL组液以3 mL/h、米力农20 mg组液以2 mL/h、瑞芬太尼2 mg组液以1 mL/h静脉泵入；带入临时起搏器，呈启用状态，起搏率为60次/分，右颈起搏器导线周围皮肤完好，无明显红肿，伤口敷料有少量陈旧渗血；带入尿管，引出黄色尿液。左、右腹股沟穿刺处无血肿，敷料有陈旧性渗血，用弹力绷带包扎；骶尾部皮肤完好，双下肢皮温、皮色正常，双足背动脉搏动可。报告医生。给予吸氧3 L/min；给予心电、血压、血氧监护，心电图提示房颤律，偶见房性早搏。给予入科宣教，以及防脱管、防坠床、防压力损伤、防静脉血栓等相关宣教。妥善固定各管道。

术后ICU转回普遍病房时的生命体征：体温36.9℃，脉搏77次/分，心率102次/分，呼吸20次/分，血压143/87 mmHg，血氧饱和度99%。

术后ICU转回护理评估：ADL评分30分，非计划拔管评分7分，"患者跌倒/坠床评估单"评分4分，Caprini血栓风险评分6分，Braden评分17分，营养评分4分，疼痛评分2分，吞咽困难评定情况为可疑。

病例分析：患者诊断为重症主动脉狭窄，症状典型，病情较为复杂，手术后的护理需要加强，制定完善的护理管理策略，降低患者并发症的发生率，从而降低患者的死亡率，改善患者预后。因此使用按系统评估方式，系统地评估患者存在及潜在的疾病与护理方面的风险，根据治疗和护理原则制定完善的护理管理策略。风险评估及护理防控策略详见表 5 –3。

表 5 –3　TAVI 术后风险评估及护理防控策略

系统	风险	发生原因	防控策略
循环系统	低心排综合征	术前心功能多较差，术中心脏的创伤和缺血、缺氧，以及麻醉药物的影响	1. 持续监测血流动力学变化：根据血压、心率、CVP 及末梢循环充盈情况（如皮温、皮色）综合评估患者是否存在低心排综合征 2. 准确记录 24 h 出入量，尤其关注尿量 3. 如出现 CVP 较低、血压不稳定、心率快、末梢的充盈度差（如皮色苍白、湿冷）等情况警惕发生低心排综合征；应加快补液，补充容量
	心包填塞	动脉硬化导致血管脆性增加，导管易损伤血管	1. 严密观察患者有无低血压、心音低弱、颈静脉怒张、心率增快、胸痛、恶心、呕吐等 2. 及时报告医生，完善 B 超检查及心包穿刺
	传导阻滞	解剖因素、瓣膜种类、手术前传导异常等	1. 关注患者主诉，有无头晕、先兆晕厥、晕厥的发生，如有，需判断是否转导阻滞导致心率过慢、脑供血不足有关 2. 观察心电图：心率、心律，有无起搏心律 3. 定期检查临时起搏器参数，如出现起搏或感知异常，及时查找原因 4. 每天更换起搏器穿刺部位贴膜，监测导管外露长度，必要时调整 5. 如果根据病情判断需要植入永久起搏器，按永久起搏器的护理常规进行护理
	瓣周漏	瓣环贴合不良	1. 观察有无血红蛋白尿、出现新发的贫血征象 2. 配合医生安排行超声心动图检查 3. 若术后早期发生溶血，应警惕瓣周漏的发生，及时碱化尿液，保护肾功能，并注意利尿处理 4. 轻微或轻度的反流可不用处理；严重瓣周漏需配合准备行二次手术治疗
神经系统	脑卒中	与 TAVI 术后、人工瓣膜血栓形成	1. 观察患者神志、瞳孔及生命体征变化 2. 应观察患者是否出现一侧肢体麻木或无力、言语不清等症状，发现异常及时汇报医生并配合医生进行处理

续上表

系统	风险	发生原因	防控策略
其他	穿刺处血管并发症（出血、血肿、假性动脉瘤等）	与手术穿刺及术后管理有关	1. 遵医嘱弹力绷带加压止血8 h，沙袋压迫2 h 2. 严密观察穿刺伤口敷料有无新的渗血、渗液，周围皮肤有无瘀斑及瘀斑范围、扩散情况等，做好交接、观察 3. 48 h换药，渗出液较多时增加换药次数 4. 注意倾听患者主诉如腰痛、腹痛 5. 撤除沙袋前听诊伤口有无血管杂音 6. 鼓励尽早下床活动，但应注意活动幅度、强度，避免突然改变体位及负力活动
	穿刺口感染	与穿刺处伤口管理不当、营养不良等有关	1. 每班观察穿刺伤口敷料粘贴、渗血、渗液的情况，根据需要更换敷料 2. 每班常规检查伤口周围皮肤有无红、肿、热、痛 3. 伤口未愈合前不建议淋浴；若伤口愈合，淋浴后及时擦干伤口处水分 4. 保持穿刺处干洁，尤其是腹股沟穿刺处有较多汗液时应及时更换敷料

参考文献

［1］葛均波，徐永健. 内科学.［M］. 9版. 北京：人民卫生出版社，2018.

［2］陈孝平，汪建平，赵继宗. 外科学［M］. 北京：人民卫生出版社，2018.

［3］中国康复医学会心血管病预防与康复专业委员会，中国老年学与老年医学学会，心血管病专业委员会. 医院主导的家庭心脏康复中国专家共识［J］. 中华内科杂志，2021，60（3）：207－215.

［4］中国医师协会心血管内科医师分会结构性心脏病专业委员会. 经导管主动脉瓣置换术中国专家共识（2020更新版）［J］. 中国介入心脏病学杂志，2020，28（6）：301－309.

［5］国家心血管病专家委员会微创心血管外科专业委员会. 中国经导管主动脉瓣置入术（TAVI）多学科专家共识［J］. 中华胸心血管外科杂志，2018，34（12）：705－712.

［6］唐红.《TAVR围术期超声心动图检查专家共识》解读［J］. 西部医学，2019，31（4）：497－502.

（梁桃）

第六章 心 肌 病

心肌病是以心脏机械或心电活动异常为特征的异质性心肌疾病，其特点为不同病因引起的心室肥厚或扩张。心肌病严重时可引发死亡或心功能衰竭的进展。心肌病可分为原发性心肌病和继发性心肌病，其中，原发性心肌病包括扩张型心肌病、肥厚型心肌病、限制型心肌病、致心律失常性右室心肌病和未定型心肌病。继发性心肌病是全身性疾病的一部分，包括 Takotsubo 综合征。

一、定义及病因

（一）定义

扩张型心肌病

扩张型心肌病（dilated cardiomyopathy，DCM）是以左心室或双心室扩大伴收缩功能障碍为特征的一种心肌疾病。我国患病率为（13 ～ 84)/10 万，是心肌病中临床发病率较多的一种类型。

肥厚型心肌病

肥厚型心肌病（hypertrophic cardiomyopathy，HCM）是一种遗传性心肌病，主要以心室非对称性肥厚为解剖特点。根据有无左心室流出道梗阻分为梗阻性与非梗阻性 HCM。HCM 的成年人患病率达 0.02% ～ 0.23%，有调查显示我国 HCM 患病率为 200/10 万，好发于男性。此病预后差异大。

Takotsubo 综合征

Takotsubo 综合征（Takotsubo syndrome，TTS），又称为应激性心肌病、心碎综合征、心尖球囊样变综合征。通常在情绪过于激动或者躯体应激后出现左心室扩张及急性收缩性心力衰竭，类似于心肌梗死，但无阻塞性冠状动脉疾病或急性斑块破裂的血管造影依据，住院期间死亡率高达 2% ～ 8.7%。

（二）病因

扩张型心肌病

1. 遗传

因基因突变或家族遗传导致的 DCM 发病率为 30%～50%，主要以常染色体显性遗传为主。

2. 感染

被病原体侵袭后出现免疫反应而导致心肌细胞损伤。病原体以病毒为主。

3. 炎症

肉芽肿性心肌炎可见于结节病和巨细胞性心肌炎。多种结缔组织病（如多肌炎和皮肌炎）、系统性红斑狼疮、系统性血管炎等均可累及心肌，进而引起获得性 DCM。

4. 其他

我国 DCM 的常见病因之一是嗜酒。除此之外，化疗药物和某些心肌毒性药物、硒缺乏、嗜铬细胞瘤、淀粉样变性等因素亦可引起 DCM。

肥厚型心肌病

此病为常染色体显性遗传，目前发现至少有 18 个疾病基因，以及 500 种以上变异，约占 HCM 病例的一半，最常见的基因突变有 β - 肌球蛋白重链与肌球蛋白结合蛋白 C 的编码基因。HCM 表型呈多样性，这主要与致病基因突变、基因修饰及不同环境因子有关。

Takotsubo 综合征

根据患者发病原因，应激性心肌病分为原发性病变和继发性病变。原发性应激性心肌病以急性心脏症状为主，引起发病的原因是激动情绪或压力刺激，主要通过治疗并发症来预防。继发性应激性心肌病，大部分在麻醉后、手术后、分娩后或具有精神疾病等状态下产生，经常因原发病被忽略，容易导致漏诊、误诊，延误治疗时机。现认为 TTS 与左心室流出道梗阻（left ventricular outflow tract obstruction，LVOTO）、心源性休克、心律失常及血栓栓塞事件等严重并发症有关，若治疗延迟将引发心脏不可逆损伤，危急时可导致死亡。应激性心肌病多见于老年女性，因雌激素水平波动导致。

二、疾病特点及处理原则

（一）疾病特点

扩张型心肌病

1. 症状
该病起病较隐匿，早期可表现为无症状。主要临床表现为活动时呼吸困难和运动耐力下降，病情逐渐加重时可出现以夜间阵发性呼吸困难及端坐呼吸等左心衰竭的症状，并出现食欲下降、腹胀及下肢水肿等右心衰竭症状。

2. 体征
心界扩大，听诊心音减弱，可闻及第三心音或第四心音，心率快时呈奔马律，心尖部闻及收缩期杂音。

肥厚型心肌病

不同类型 HCM 患者的临床表现差异较大，多数患者可无症状或体征，通常在体格检查或因其他问题就医进行心电图或者超声心动图检查时发现。以肥厚型梗阻性心肌病患者的表现较为突出。

1. 症状
HCM 临床症状变异性较大，有的患者可长期无症状，而有的患者首发症状就是猝死。儿童或青年期确诊 HCM 的患者，其症状较多且预后差。症状与左心室流出道梗阻、心功能损伤、与心律失常和（或）血流动力学改变有关，主要包括劳力性呼吸困难、胸痛、心悸、晕厥。

2. 体征
主要表现为心脏轻度增大。梗阻性 HCM 患者在胸骨左缘第 3 至第 4 肋间可闻及喷射性收缩期杂音，心尖部也常可闻及收缩期杂音。

Takotsubo 综合征

TTS 常以胸部不适、心绞样胸痛、心悸、恶心呕吐、呼吸困难或晕厥等症状为主，与急性心肌梗死临床症状较为相似。可伴有左心室功能障碍、心电图异常及心肌损伤标志物升高的表现，左心室射血分数（left ventricular ejection fraction，LVEF）可降低至 20%～49%，而冠状动脉造影无异常。

（二）处理原则

扩张型心肌病

对于扩张型心肌病，目前尚无针对性治疗手段，主要是对症处理。

（1）感染预防：尚未出现心力衰竭的患者，在服用美托洛尔、地尔硫 、血管紧张素转换酶抑制剂等改善心功能、控制心肌重建的药物时，要注意预防感染，同时避免过度劳累、戒烟戒酒等。已出现心衰的患者，对心衰进展要进行积极控制。

（2）控制心律失常：引起扩张型心肌病患者猝死的主要原因之一是心律失常。首先，需要去除诱发因素，如纠正心衰、维持水电解质平衡、使用洋地黄和利尿剂、服用血管紧张素转换酶抑制剂及 β 受体阻滞剂等；其次，应用抗心律失常的药物（如胺碘酮）。

（3）栓塞的防治：栓塞是扩张型心肌病常见的并发症，抗凝治疗可有效预防栓塞事件的发生。常用药物有华法林或新型口服抗凝药（如达比加群酯、利伐沙班）。

（4）外科手术治疗：若药物治疗仍然难以维持，则需要考虑外科手术治疗，主要包括部分切除左心室、背阔肌移植入胸腔替代心肌进行辅助循环、行左心辅助装置、心脏移植等。

（5）起搏治疗：近年治疗心力衰竭的一项新技术是起搏治疗，在药物治疗无效的情况下，左心室明显扩大且伴有严重心力衰竭和左束支传导阻滞的扩张型心肌病患者可以使用。

肥厚型心肌病

HCM 患者的治疗目标包括缓解患者的临床症状，改善患者的心脏功能，延缓疾病的进展，从而降低患者的病死率。

1. 药物治疗是基础

β 受体阻滞剂是梗阻性 HCM 的首选用药，具有使心肌收缩减弱，增加心室舒张期充盈时间的作用。对于不能耐受 β 受体阻滞剂的患者，可以采用钙通道拮抗剂，该类药物同样具有负性肌力作用从而达到减弱心肌收缩的目的。两者合并用药时会增加心动过缓和低血压的风险，一般不建议联用。当出现心力衰竭时，需要采取有针对性的处理，特别是房颤患者，需要进行抗凝治疗。避免使用增强心肌收缩力的药物（如洋地黄）及减轻心脏负荷的药物（如硝酸甘油），以免加重左心室流出道梗阻。

2．非药物治疗

（1）室间隔切除术（surgical myectomy，SM）：适用于药物治疗无效、NYHN 心功能Ⅲ～Ⅳ级、反复发作性晕厥的梗阻性肥厚型心肌病患者及存在严重流出道梗阻（静息或运动时流出道压力阶差大于 50 mmHg）的患者。

（2）无水乙醇化学消融术：指经冠状动脉间隔支注入无水乙醇使该供血区域心室间隔心肌坏死，从而减轻左心室流出道梗阻。

（3）双腔起搏器植入：房室起搏间期防止右心室尖部起搏，减轻收缩期二尖瓣前叶前向运动，可减轻流出道梗阻并改善症状。对于单纯梗阻性肥厚型心肌病的治疗，合并房室传导阻滞时应考虑使用双腔起搏器，单纯左室流出道梗阻则不建议使用。

（4）埋藏式心脏复律除颤器（implantable cardioverter defibrillator，ICD）：能够有效终止肥厚型心肌病患者出现的恶性心律失常，从而改善症状并延长寿命。

（5）射频消融术：对于 HCM 合并心房颤动的患者，通过控制心室率来控制心律失常及预防血栓形成。

（6）心脏移植：经规范的内科治疗或外科手术治疗均无法明显改善且预测寿命不超过 1 年的患者可考虑心脏移植。

Takotsubo 综合征

TTS 为异质性病变，在临床中症状不一，发现疾病后及时治疗可避免心脏损伤，治疗延迟将引发心脏不可逆损伤，危急时可导致死亡。目前治疗 TTS 的主要方式是对症支持治疗和预防并发症，使患者恢复。

1．急性期管理

TTS 绝大多数由心理状态或生理应激引发，少数 TTS 发病时病因尚不明确，发病原因不同，预后也不相同，应及时明确病因并予以治疗。当发现患者有过度交感神经兴奋或持续疼痛症状时，应立即报告医生并协助医生给予对症治疗。若 TTS 患者未合并心源性休克，应立即对 TTS 患者进行危险分层评估，严密监测及处理病情变化。欧洲心力衰竭协会建议全部 TTS 患者入院时行遥测心电监测，至少 24 h，合并心律失常风险较高时，尤其是 QTc 间期延长患者，至少遥测心电监测 48 ～ 72 h。

2．治疗原则

主要治疗策略是对症治疗，并遵循心力衰竭管理中的标准疗法，包括使用血管紧张素转化酶抑制剂（angiotensin converting enzyme inhibitor，ACEI）、血管紧张素Ⅱ受体阻滞剂（angiotensin Ⅱ receptor blocker，ARB）、β 受体阻滞剂和利尿剂等。由于应激性心肌病患者常常并发 QT 间期延长，在使用 β 受体阻滞剂期间存在诱发尖端扭转型室性心动过速的潜在风险，因此应当谨慎，尤其是在心动过缓和 QT 间期大于 500 ms 的患者中。如果患者没有出现明显的 LVOTO，可使用正性肌力药（如多巴酚丁胺、米力农或左西孟旦等），否则应使用机械循环支持来维持血流动力学稳定，如主动脉内球囊反搏或 ECMO 等机械装置。

3．急性并发症的处理

在 TTS 急性发作期，最常见的并发症有左心室机械并发症（游离壁或间隔破裂）、LVOTO、心源性休克、心律失常及血栓栓塞事件。

三、护理

（一）基础监测与护理

扩张型心肌病

1．休息与睡眠监测

扩张型心肌病患者在失代偿心衰阶段应注意卧床休息，减少心脏做功，但可以在床上适当进行肢体活动。指导患者作息要规律，保证充足睡眠。

2．生命体征监测

DCM 患者在劳力负荷下心肌需氧量增加、血供氧下降，导致胸闷、胸痛发生。因此，需要观察患者疼痛的部位、性质、程度和持续时间。嘱患者卧床休息以减轻心脏负荷和减少心肌耗氧量，从而改善心功能，延缓心力衰竭的发生。遵医嘱使用 β 受体阻滞剂或钙通道阻滞剂，注意观察患者有无心率减慢等不良反应，目标静息心率为不低于 55 次/分。如果是心动过速诱导的心肌病，治疗的目标静息心室率为小于 80 次/分。

3．避免诱因

避免可能加重心衰的外在因素。保持大便通畅，避免用力排便诱发心律失常而加重心力衰竭；同时控制体重、注意营养均衡，避免肥胖或恶病质；控制其他诱因，如病毒感染、高血压、糖尿病、贫血等。

4．出入量监测

液体潴留的患者，应减少并控制钠盐的摄入，合理使用利尿剂，严格限制液体入量，遵医嘱给予利尿剂，监测有无电解质紊乱（尤其是钾离子）。限制钠盐和水摄入：一般钠盐摄入量小于 3 g/d，液体摄入量 1.5 ~ 2.0 L/d，以减轻心脏前负荷，一般以体重每天减轻 0.5 ~ 1.0 kg 为宜，液体潴留症状消失后，提倡长期间断使用利尿剂。记录 24 h 出入量及测每天干体重以综合评估出入量平衡情况，从而利于优化体液管理和用药观察。

5．用药护理

以控制心力衰竭为主要原则，使用洋地黄、利尿剂、血管扩张剂。在应用洋地黄时应密切观察生命体征变化，采用缓给法，剂量宜小，因心肌病患者对洋地黄敏感性较强，易发生洋地黄中毒；应用血管扩张剂以减轻心脏负荷；在使用β受体阻滞剂时，心功能不全者可出现血压过低和心动过缓等；同时给予改善心肌代谢药物，如辅酶Q10。

6. 运动监测

在医护人员监测下，患者心衰情况稳定后开始进行适当的有氧运动。当运动耐量大于5个代谢当量（metabolic equivalent，METs）时，患者可以进行常规的有氧运动；当运动耐量不超过5个MET时，只能进行强度为最大耐受量的50%的运动。患者在运动前后应进行生命体征监测及记录，做好充分的运动准备：着装符合运动要求，做充分的准备运动，尽可能有人陪伴，谨防跌倒。

7. 心理护理

加强心理疏导，减轻精神压力。

肥厚型心肌病

1. 生命体征监测

当患者出现心力衰竭时，及时给予氧疗，指导患者使用正确的呼吸方法，取半卧位休息，日常推荐低盐饮食，还应注意预防感冒和上呼吸道感染。

2. 心排血量监测

观察患者血容量，注意脉搏、皮肤温度、皮肤颜色、毛细血管充盈情况，是否有全心衰竭的症状，并指导患者卧床休息，使用输液泵严格限制液体总量及滴速，遵医嘱给予利尿剂，关注患者电解质情况。

3. 疼痛护理

观察患者疼痛的部位、性质、程度和持续时间，避免劳累；让患者保持良好情绪，促进其身心健康，因为情绪过激会使交感神经兴奋，引起心肌耗氧量增加导致疼痛加重。

4. 用药护理

长期使用β受体阻滞剂、钙通道阻滞剂，可减轻流出道肥厚心肌的收缩，降低流出道梗阻程度，改善症状。但对于晚期患者，心功能减退而梗阻症状不明显时需谨慎使用；当存在心力衰竭时，应慎用洋地黄及利尿剂，因其使心室收缩力增强并减少心室充盈量，反而使流出道梗阻加重；心绞痛发作时，不宜使用硝酸酯类药物，以免加重左心室流出道梗阻。

5. 休息

嘱患者卧床休息，保持情绪稳定，避免心率波动过大，减轻心脏负担，使心力衰竭的情况得以缓解，扩大的心脏得以恢复，从而减少梗阻症状的出现。

6．合理饮食

指导患者健康饮食，减少食用高热量和刺激性食物。避免因饮食问题造成的水、钠潴留，导致心脏负荷加重。

7．活动

为预防猝死，指导患者卧床休息，避免剧烈运动或突然用力，保持情绪稳定以防止心肌收缩力增加，加重流出道梗阻。

8．心理护理

患者因疾病多伴有焦虑情绪，及时做好心理评估，以免加重病情。

Takotsubo 综合征

1．一般护理

嘱患者绝对卧床休息，改善心肌供血，降低心肌缺血损伤；保持情绪稳定，避免激动；使用物理或药物等治疗方式保持大便通畅，避免用力排便；减少探视，避免交叉感染。

2．生命体征监测

予遥测心电监护，实时观察患者的生命体征情况和心电图的改变，以便及时发现异常及配合医生处理。病情较稳定时每小时记录 1 次即可。

3．症状监测

密切关注患者的主诉及病情变化情况，配合医生进行处理，以免病情加重。

4．电解质监测

注意动态监测电解质变化，血钾偏低容易导致心律失常。应及时补钾，将血钾维持在 4.0～5.0 mmol/L。

5．心理护理

绝经后的女性多发 TTS，病情发作迅速。TTS 常由突发应激事件导致，发作时伴有的胸痛和气促症状会加重患者的精神压力。因此，心理护理对改善患者的病情有至关重要的作用。维系安静、温馨的住院环境，提前使患者了解疾病的特点及注意事项，仔细听取患者及家属的想法和建议，并合理落实和解决，必要时行焦虑、抑郁评估，并根据评估结果给予针对性和个性化的干预措施。

（二）并发症监测与护理

扩张型心肌病

1．心律失常

扩张型心肌病患者发生猝死的原因有快速心律失常（室速与室颤），其中，频发室早的发生率为 70%～95%，短阵室速的发生率为 40%～80%。应及时、准确地辨别室上性和室性心律失常，以及早识别诱发室速或室颤可能的信号。警惕前驱症状，如胸闷、心悸、黑蒙；观察心电变化，如心率、心律，尤其是动态观察是否出现室性早搏，室早的出现频率及形态等；关注电解质变化，尤其是饮食、血钾与尿量的情况，及时干预低钾血症。

2. 感染

呼吸道感染是扩张型心肌病患者发生心力衰竭的重要诱因之一。因此，预防患者呼吸道感染对减少心衰发作、改善生活质量及预后非常重要。季节更替和气温骤降易导致呼吸道感染的发生，应注意保暖，避免受凉；适当补充营养，以增强机体抵抗力；减少探视，避免交叉感染。对感染者要注意观察其感染症状和体征，观察患者痰液的颜色、性质、量及黏稠度等，并根据痰液情况调整护理干预策略。例如：指导舒适体位；咳痰后保持口腔清洁卫生；有效咳嗽，掌握咳痰技巧；呼吸功能锻炼，必要时予拍背排痰；俯卧位通气；建议使用高流量湿化氧疗治疗仪；等等。

3. 血栓

扩张型心肌病患者可出现左心室附壁血栓，血栓脱落可导致脑、肾等重要脏器出现栓塞，致死率较高，因此应加强对附壁血栓的观察。血栓形成可能与以下因素有关：①心脏扩大导致心室重塑、结构变化后，较易在心内膜产生血栓；②左室射血分数减低，心腔中血流速度减慢且血液黏稠，易产生瘀滞，从而促进血栓形成；③扩张型心肌病患者易并发各种类型的心律失常，如房颤，可出现不同程度的血流动力学变化，更加容易导致血栓形成。因此，使用抗凝治疗来降低血栓/栓塞风险非常重要。口服华法林时需监测 INR，使其保持在 1.8～2.5，或者使用新型抗凝药（如达比加群酯、利伐沙班）来防止血栓形成。患者使用抗凝药物期间，应定期进行出血风险评估。

肥厚型心肌病

1. 心房颤动

HCM 患者最常见的心律失常是房颤，需要严密观察患者心率及节律的变化，进行动态心电监测以便于及时发现房颤，及时干预以降低脑卒中的发病风险。

2. 栓塞

给予抗凝治疗，预防血栓形成。心脏附壁血栓脱落可能引起动脉栓塞，因此需密切观察有无胸痛、咯血等肺栓塞表现，以及有无一侧肢体无力或麻木、一侧面部麻木或口角歪斜、言语不清或对答不切题等脑栓塞表现。

3. 心绞痛

当患者出现晕厥时应马上协助患者取平卧位，抬高双下肢，以增加回心血量，做好心理安抚，避免患者产生紧张情绪。当患者发生心绞痛时，立即予舌下含服硝酸甘油或硝苯地平，并观察用药疗效，必要时给予持续吸氧。本病猝死概率大，应备好抢救用物和药物，以及除颤仪等急救设施。

Takotsubo 综合征

1. 心律失常

大部分患者合并前壁导联 ST 段及 T 波改变，应密切关注患者心电图的动态改变，及时发现恶性心律失常，如致死性左心室心律失常、尖端扭转型室性心动过速、心室颤动等，其致病率约为 8.6%。

2. 心力衰竭

TTS 最多见的并发症为充血性心力衰竭，致病率约为 20%，病情危重者因左心室流出道梗阻和低心尖部心肌收缩力异常而引发血压降低、心源性休克等。应严密监测患者意识状态、精神情况、皮肤颜色、皮肤温度及出汗量，观察肺部呼吸音的转化。当出现心衰症状时，应严格控制入量，使用输液泵控制液体量和滴速。严密监测全身末梢循环情况。当发现患者出现神情淡漠、血压降低、尿量变少、血氧饱和度降低时应立即报告医生，协助医生纠正心源性休克。

3. 血栓形成

TTS 并发血栓形成的发生率为 2% ～ 8%，临床表现为突发的中风及其他部位的血管栓塞，所以需要严密观察患者意识状态、双侧瞳孔情况及四肢肌力等方面变化。

4. 左心室流出道梗阻

左心室流出道梗阻可见于 10% ～ 15% 的患者，可加重左心室球囊样变和功能障碍，因此要注意患者有无头晕或晕厥史，其与左心室流出道狭窄及剧烈活动、快速站起、阵咳有关，指导患者尽量避免预防。当左心室流出道狭窄明显时，容易引发心力衰竭及猝死等危急又凶险的并发症。

四、案例分析

扩张型心肌病

患者，男，49 岁，因"反复胸闷 3 月余，加重伴呼吸困难 1 周"于 2022 年 4 月 26 日 11:00 收入院。在外院完善心脏超声检查后考虑诊断为"全心扩大、扩张型心肌病"，予以抗心衰、抗心律失常、强心、利尿等治疗，但胸闷、气促症状未缓解，夜间休息不能平躺，为求进一步治疗来我科就诊。

入院查体：体温 36.7 ℃，脉搏 72 ～ 100 次/分，呼吸 20 次/分，血压 94/62 mmHg。自发病以来精神欠佳，饮食、睡眠差，大小便正常，体重无明显减轻。听诊心脏：房颤律，第一心音强弱不等、快慢不一。

护理评估：ADL 评分 45 分，防跌倒风险评分 7 分，Braden 评分 19 分。

异常检查结果：①扩张型心肌病；全心扩大，巨大左室。②先天性血管发育异常：左肺上叶肺静脉异位引流。全心增大（左心室舒张末期内径 83 mm），左室壁运动幅度普遍减低，左心室收缩功能降低。

遵医嘱给予强心、利尿、扩冠、营养心肌、改善循环等对症治疗，予Ⅰ级护理，持续吸氧 3 L/min，记录 24 h 出入量，低盐低脂饮食。经过综合评估，5 月 4 日行植入式左心辅助装置，改善心力衰竭症状。

病例分析：患者诊断为扩张型心肌病合并心衰，症状较典型，使用植入左心辅装置治疗。针对这种较新型的治疗方案，护理上应制定完善的护理管理策略，保证左心辅助装置的疗效，降低患者并发症的发生率，从而降低患者死亡率，改善患者预后。因此，应系统地评估患者存在的和潜在的疾病及护理方面的风险，根据治疗和护理原则制定完善的护理管理策略。风险评估及护理防控策略详见表 6-1。

表 6-1　植入左心辅装置术后风险评估及护理防控策略

系统	风险	发生原因	防控策略
循环系统	心功能不全	体外循环时间长；左心排血量增加，右心回血量增加；血泵转动时引起室间隔左移	1. 控制心率在 80～100 次/分 2. 平均动脉压维持在 60～80 mmHg；心排血量维持在 4.0～4.5 L/min；心脏指数大于 2.5 L/(min·m^2) 3. 外周血管阻力变化，将其维持在 600～1120 dyn·s·cm^{-5} 4. 维持出入量负平衡状态：根据患者有无右心衰的症状、体征及血压、心率情况，出入量以负平衡以 500～1500 mL 为宜 5. 中心静脉压维持在 5～12 cmH$_2$O 6. 平均肺动脉压力小于 30 mmHg，可吸入 NO 降低肺动脉压力 7. 控制补液速度：使用输液泵控制滴数，小于 30 滴/分 8. 床边备负压吸引装置，按需吸痰 9. 动态评估心脏超声

续上表

系统	风险	发生原因	防控策略
呼吸系统	呼吸衰竭	全麻体外循环术后对肺循环和肺功能产生影响；心功能不全；手术创伤导致切口疼痛，不敢胸式呼吸和咳嗽；咳嗽咳痰无力	1. 床头抬高30°～45° 2. 关注双侧肺部的呼吸音和经皮血氧饱和度，预防发生肺不张 3. 血乳酸浓度小于2.5 mmol/L，混合动静脉血氧饱和度大于65% 4. 做好肠内营养护理，防止反流误吸引起的肺部感染 5. 观察患者呼吸频率、节律及血氧饱和度变化 6. 监测血气分析变化 7. 正确佩戴胸带，松紧度可以放入一指为宜 8. 观察患者咳嗽、咳痰情况，评估痰液的颜色、性状、量、气味 9. 动态了解患者肺部影像学的结果 10. 指导患者行呼吸功能锻炼，根据患者情况选择合适方式进行指导，如深呼吸、缩唇呼吸、腹式呼吸、吹气球呼吸锻炼、使用呼吸训练器等，并评价其掌握、执行情况
泌尿系统	急性肾功能损伤	右心功能衰竭导致低灌注影响肾脏功能	1. 平均动脉压维持在60～80 mmHg 2. 记录每小时出入量，维持尿量不小于1 mL/(kg·h) 3. 关注有无血尿，监测肾功能变化
消化系统	肠黏膜屏障功能障碍（应激性）	体外循环循环时间长、主动脉阻断时间长	1. 尽早实现肠内营养，必要时留置鼻肠管 2. 使用肠内营养泵进行喂养，使用加温器进行喂养，温度为38～40 ℃ 3. 床头的高度适宜：持续抬高不低于30° 4. 喂养速度适宜：从慢到快，即首日肠内营养输注20～50 mL/h，次日起逐渐加至80～100 mL/h 5. 改善患者的胃肠功能：腹部按摩，腹部热敷，早期床上主、被动锻炼方式 6. 观察有无喂养不耐受情况，必要时监测胃残留量，使用注射器回抽的方式，有条件者可以使用超声进行监测 7. 若出现喂养不耐受，按以下优先顺序处理：①保持当前肠内营养速度或总量，联用促胃动力药物或降低营养液浓度与营养素比例；②减慢肠内营养速度或减少肠内营养总量；③暂停或延迟肠内营养喂养；④停止胃内喂养，改为幽门后喂养或补充性肠外营养；⑤视患者情况进行胃肠内减压 8. 必要时遵医嘱使用保护胃黏膜的药物

续上表

系统	风险	发生原因	防控策略
血液系统	出血/血栓	血压及抗凝、抗血小板药物的使用	1. 术后24 h内,维持激活全血凝固时间为160～200 s;活化凝血酶原时间维持在45～50 s 2. 术后24 h,静脉泵入肝素,INR为2～3 3. 术后48 h,活化凝血酶原时间维持在60～80 s,INR小于2则继续泵入肝素,口服华法林,INR维持在2～3,停用肝素,口服华法林 4. 血小板计数大于100×10^9/L,口服拜阿司匹林 5. 观察转速和功耗是否异常 6. 注意观察血红蛋白浓度、胸腔引流液量、大便颜色和鼻黏膜变化
神经系统	脑卒中	进行抗凝、抗血小板治疗,血压过高或过低	1. 密切观察患者意识、瞳孔及四肢肌力的变化 2. 将患者INR维持在2～3 3. 平均动脉压维持在60～80 mmHg 4. 保持情绪稳定,避免激动 5. 保持大便通畅,避免用力排便
全身	感染	术后经皮线缆伤口感染	1. 固定件位置在线缆出口部位一横指以上;线缆固定前必须弯曲,线缆不能沿出伤口方向直接拉出,向上倾斜45° 2. 禁止左侧卧位 3. 严格落实手卫生 4. 加强营养 5. 观察伤口情况:观察伤口有无渗血、渗液;周围皮肤有无红、肿、热、痛;闻伤口有无特殊气味;每天更换伤口敷料,如伤口敷料污染或渗出较多,增加更换次数 6. 制订详细的健康教育和经皮线缆伤口自我护理计划,并循序渐进落实,手把手指导及严格考核
	跌倒	左心射血分数降低、药物不良反应	1. 每天检查左心辅助装置运行情况 2. 如出现头晕、黑蒙等症状,卧床休息,应再次检查左心辅助装置各指标是否在正常范围,并进一步寻找原因 3. 注意洋地黄药物副作用,需观察用药后有无头晕、视物模糊、头痛、恶心症状,使用扩血管药物可能会出现血压下降、眩晕,或心律、心率发生变化 4. 进行防跌倒评估,根据评估落实相关防跌倒措施

肥厚型心肌病

患者，女，62 岁，因"反复胸闷 5 年余再发 4 月"入院。于我院门诊就诊时查心脏彩超提示：肥厚型心肌病（非对称性），左心室流出道梗阻，左心房肥大，主动脉瓣轻度钙化，升主动脉增宽，左室舒张功能减退；二、三尖瓣及主动脉瓣少量反流。为求进一步治疗，门诊以"梗阻性肥厚型心肌病"收入院。

入院查体：体温 36.5 ℃，脉搏 70 次/分，呼吸 18 次/分，血压 101/70 mmHg，遵医嘱给予改善循环等对症治疗，Ⅰ 级护理，低盐低脂饮食。患者入院 ADL 评分 90 分，营养评分 0 分，跌倒评分 2 分。心电图示：窦性心律，左室壁高电压（考虑左心室大），ST 段及 T 波改变。择期拟行体外循环下改良 Morrow 术，术后当日转 ICU 进行持续监护治疗，于术后第 3 日病情平稳转回普通病房。

病例分析：患者诊断为肥厚型心肌病，症状典型，病情较为复杂，手术后的护理需要加强，制定完善的护理管理策略，减少并发症的发生率，减少致死率，改善患者预后。因此使用按系统评估方式，系统地评估患者存在以及潜在的疾病及护理方面的风险，根据治疗和护理原则制定完善的护理管理策略。风险评估及护理防控策略详见表 6 - 2。

表 6 - 2　肥厚型心肌病术后风险评估及护理防控策略

系统	风险	发生原因	防控策略
循环系统	心律失常	经主动脉切口从左心室面行室间隔心肌部分切除，从解剖角度极易损伤左束支；电解质紊乱	1. 每天记录心电图，观察心率/心律的变化 2. 术后常规应用钙通道阻滞剂或 β 受体阻滞剂，控制心率在 60 ～ 70 次/分，每 2 ～ 4 h 行 1 次血气分析，及时补充钾、镁 3. 维持血钾在 4.0 mmol/L 以上，游离钙维持在 1.0 mmol/L 以上
	血流动力学障碍	术后心功能不全	1. 有条件者持续监测有创血压，每 30 ～ 60 min 记录 1 次，维持血压在正常范围内，术后早期收缩压控制在 130 mmHg 以内，收缩压 <90 mmHg 时使用去甲肾上腺素持续静脉泵入，以保持适当的血管张力，尽量避免使用多巴胺、多巴酚丁胺等正性肌力药 2. 维持足够的血容量，保持适当前负荷，中心静脉压控制在 6 ～ 15 cmH₂O 3. 补液输注速度控制在 40 mL/h，根据中心静脉压、血压及尿量情况适当调整补液输注速度

续上表

系统	风险	发生原因	防控策略
呼吸系统	呼吸衰竭	术后心功能不全；手术创伤导致切口疼痛，不敢胸式呼吸和咳嗽；胸廓活动受限	1. 床头抬高 30°～45° 2. 注意左右肺的呼吸音和经皮血氧饱和度，每班评估 3. 定时翻身拍背、指导定时行有效咳嗽、咳痰 4. 使用合适胸带，调节好松紧度，一般以能伸进两指为宜 5. 指导使用抱胸式咳嗽：两手交叉抱胸，手掌紧贴两侧胸廓 6. 评估患者术后的伤口疼痛程度，必要时报告医生，给予止痛药物后再进行有效咳嗽、咳痰锻炼
泌尿系统	肾功能衰竭	容量不足，电解质紊乱	1. 记录每小时出入量，维持尿量不低于 1 mL/(kg·h) 2. 观察尿液的颜色、性质、量，若有异常及时告知医生 3. 关注容量情况，注意中心静脉压、血压及尿量
消化系统	肠黏膜屏障功能障碍	主动脉阻断时间长；应激性溃疡	1. 动态评估吞咽功能，可经口进食的患者鼓励其经口进食 2. 密切关注大便颜色、性质、量 3. 遵医嘱使用护胃药物 4. 进食易消化、高蛋白饮食
血液系统	出血/血栓	抗凝治疗；剧烈活动	1. 观察并记录引流量、颜色及有无凝血块。若每小时引流量大于 2 mL/(kg·h)，颜色鲜红，可能发生活动性胸腔内出血，24 h 引流量小于 50 mL 可以拔除引流管 2. 口服华法林，监测凝血酶原时间（prothrombin time, PT）及 INR，维持 PT 在 18～25 s，INR 在 1.5～2.0 3. 妥善固定管道，禁止拉扯、拖等动作 4. 关注有无出血症状，如皮下黏膜瘀点瘀斑、牙龈出血、便血等

参考文献

[1] 陈良万，吴青松，戴小福，等. 左心辅助装置植入治疗心力衰竭的早期结果 [J]. 中华医学杂志，2023，103 (12)：920－923.

[2] 胡盛寿. 心室辅助装置治疗心力衰竭现状和未来思考 [J]. 中华心力衰竭和心肌病杂志，2022，6 (2)：77－79.

[3] 雷白. 左心室辅助装置抗栓治疗研究进展 [J]. 中国循环杂志，2020，35 (2)：200－205.

［4］国家心血管病中心心肌病专科联盟，中国医疗保健国际交流促进会心血管病精准医学分会"中国成人肥厚型心肌病诊断与治疗指南2023"专家组. 中国成人肥厚型心肌病诊断与治疗指南2023［J］. 中国循环杂志，2023，38（1）：1 – 33.

［5］潘玉惠，桑文涛，边圆，等. 肥厚型心肌病心脏性猝死的高危因素及预防［J］. 协和医学杂志，2023，14（3）：465 – 471.

［6］吴昊晟，汤日波. 扩张型心肌病合并左心室血栓的研究进展［J］. 心肺血管病杂志，2023，42（1）：84 – 87.

［7］王伟，王立军. Takotsubo综合征研究进展［J］. 中华心力衰竭和心肌病杂志，2022，6（1）：66 – 71.

（江娇）

第七章 感染性心内膜炎

感染性心内膜炎（infective endocarditis，IE）致病率和死亡率都非常高，而且预后不理想。调查研究结果显示，感染性心内膜炎患者住院的死亡率为9.6%～26%。近年随着我国人口老龄化，退行性心瓣膜病等发病率增加，另外，人工心瓣膜置换术及各种血管内检查操作的增加也使 IE 发病率呈显著增长趋势。

一、定义及病因

（一）定义

IE 是由细菌、真菌或其他病原微生物感染所致的心内膜、瓣膜或邻近大动脉内膜、瓣膜的炎症，常有赘生物的形成和伴随的全身性病理过程。

（二）病因

IE 多由毒力强的化脓性细菌、真菌、病毒、立克次体、衣原体等侵入心内膜所致。高危人群包括行瓣膜修复的患者，曾患 IE 的患者，发绀型先天性心脏病未手术修复或仍有残余缺损、分流或瘘管者，先天性心脏病经人工修补或人工材料修补6个月以内者，长期服用糖皮质激素者及注射毒品者。

二、疾病特点及处理原则

（一）疾病特点

最近十几年 IE 发病率呈明显增长趋势，男性较女性稍高。急性 IE 的病原菌中革兰氏阳性菌株至少占45%，病原体主要为金黄色葡萄球菌。该疾病发病凶险，治疗困难，死亡率高，预后差。

（二）处理原则

1. 抗生素治疗
用药原则是抗生素联合应用、大剂量、长疗效、静脉给药等。大多数 IE 致病菌对青霉素敏感，故青霉素常作为首选药物。

2．外科手术

外科手术常用于进展性瓣膜或组织结构损伤、感染控制不佳及血栓栓塞高危的患者。

三、护理

（一）基础监测与护理

1．体温监测

老年患者及免疫抑制状态的患者可无发热，大部分患者会有不同程度的发热。临床表现为热型不规则、热程较长，可伴有畏寒、寒战、出汗、头痛和疲劳等症状。需要每天监测 4 次体温，如患者高热，应在应用抗生素前行血培养，抽血时间以寒战、体温骤升时为宜，每次抽取静脉血 10 ～15 mL。

2．脉搏与心率监测

IE 常合并心血管相关严重并发症。心脏猝死的发生率高达 30% 以上，重要的致死性心律失常有室性心动过速和室颤。应密切关注患者生命体征的情况，经常巡视病房，指导患者绝对卧床休息，避免剧烈活动等。

3．呼吸监测

当 IE 患者合并高热、心功能不全、贫血时，可能出现气促、氧合指数下降等表现。应密切观察患者的呼吸次数、皮氧动态变化情况，必要时定期进行血气分析并跟踪结果，给予合适氧疗。

4．血压监测

密切监测患者的血压，若出现血压偏低，遵医嘱应用血管活性药物。

5．大便管理

指导患者建立定时排便的习惯，每天饮食中可适当增加富含粗纤维的食物，嘱患者排便时避免用力，必要时使用缓泻剂治疗，并观察疗效。

6．意识监测

赘生物脱落可引起神经系统相关并发症，发生率为 20% ～ 40%。指导患者卧床休息，避免剧烈活动。密切观察神志、瞳孔变化，关注有无肢体无力、有无饮水进食呛咳、有无言语困难等脑卒中症状，一旦出现，应立即通知医生，及时处理。

7．营养监测

IE 患者是营养不良的高危群体。因 IE 治疗时间长，反复感染、发热，长时间使用抗生素治疗，身体处于高消耗状态。可使用营养风险筛查评估，当 NRS-2002 总评分不低于 3 分时，立即请营养科会诊，对患者进行全面的营养状况评估，制订营养支持方案并落实。心功能不全的患者，给予低盐饮食。

8. 压力性损伤的监测

心功能不全的患者常有出汗多、气促等症状，长时间位于半坐卧位或端坐位，且伴有营养不良等，易引起压力性损伤，最易受压的部位为骶尾部。使用Braden 评估量表进行风险评估，根据评分及危险因素，选择正确的预防措施。

9. 心理护理

IE 的确诊及治疗病程时间长，要告知患者规范、持续的抗菌治疗是非常重要的。必要时进行焦虑、抑郁评估，及时进行心理干预，制订个体化方案并落实。

（二）并发症监测与护理

1. 心力衰竭

心力衰竭是 IE 患者常见且最严重的并发症，致病率为 50% ～ 60%，常累及主动脉瓣（29%）及二尖瓣（20%）。应关注患者的心功能情况，当合并高热并伴有严重心律失常时，嘱患者严格卧床休息，并严密监测心率、心律的变化情况，当出现心律不齐、脉搏短绌时，遵医嘱给予强心、利尿药物治疗；监测电解质情况，当电解质紊乱时及时予以纠正。

2. 急性肾功能衰竭

急性肾功能衰竭发生率约为 30%，常由肾小球肾炎、肾动脉梗死、血流动力学不稳定、使用肾毒性的抗生素等导致。应严密监测出入量情况，当尿量骤减时及时告知医生处理。关注患者尿液颜色情况，警惕肉眼血尿，了解患者主诉有无腰部疼痛，有无发热、畏寒、尿频尿痛等症状，并密切关注尿常规及肾功能检查结果。

3. 风湿性并发症

IE 的初始症状为关节痛、肌痛及后背痛。外周性关节炎发病率约为 14%，脊柱炎发病率为 3% ～ 15%。出现关节红肿、发热、疼痛等症状时，遵医嘱用药。做好患病关节的保暖，减轻关节疼痛和炎症。

4. 多器官栓塞事件

IE 最常见的栓塞部位是脑、肾、脾和冠状动脉。嘱咐患者避免剧烈活动，协助患者做好生活护理；饮食上指导患者进食富含粗纤维的食物，常规增加缓泻剂以保持大便通畅，嘱咐患者大便时避免用力排便，避免增加腹压。当栓子脱落堵塞不同的部位时，表现各异。赘生物脱落导致脑栓塞引起缺血性脑卒中，应严密监测患者生命体征情况；每小时观察患者意识状态及瞳孔情况；清醒患者，关注其四肢活动情况。当合并高热时，立即给予头部物理降温，减少氧耗；预防脑水肿的发生；关注患者营养状态，并观察用药疗效。床边常规备用负压吸引装置，保持呼吸道通畅，避免误吸。定时指导或协助患者每 2 h 翻身、扣背 1 次，促进痰液排出预防肺部感染。当患者发生抽搐症状时，遵医嘱立马给予镇静剂和肌松剂缓解抽搐症状。肾栓塞可导致急性肾功能衰竭，措施同并发症"急性肾功能衰竭"。若赘生物脱落导致脾栓塞，脾栓塞后，白细胞计数增高，进入血液循环，可导致发热，需观察体温变化；脾脏局部血液循环受阻，可导致缺血性坏死，观察腹部疼痛有无缓解，以及疼痛的性质、部位、强度，按医嘱使用镇痛药物并观察疗效。留意腹部平片及肝胆胰脾 + 腹腔彩色 B 超检查结果，遵医嘱给予静脉补充营养。有可疑脾破裂时，应遵医嘱抽血标本、备血、备皮、禁食、禁水等，为拟行紧急脾切除术做准备。同时，关注患者心理状态，提前干预。

5. 心内脓肿

当金黄色葡萄球菌和肠球菌感染累及房室结和希氏束时，可导致房室传导阻滞或束支传导阻滞，应尽快联系外科手术予切除和修补，做好术前准备。

6. 神经系统并发症

脑部血管感染性栓塞将会导致患者出现头痛、恶心、失眠、眩晕等临床中毒症状，致病率为 10% ～ 15%。也会出现由颅神经和脊髓或周围神经损害引起的偏瘫、截瘫、失语、定向障碍、共济失调等运动、感觉障碍和周围神经病变。出现肢体瘫痪时，注意保护患者，避免坠床，使患肢保持功能位，病情允许时尽早协助患者进行肢体功能锻炼。

7. 新发心脏传导异常

当致病微生物感染至心肌细胞时，可导致心律失常的发生，大部分为室性期前收缩，少部分为心房颤动。当致病微生物侵蚀瓣膜引发细菌性动脉瘤时，可导致房室传导阻滞及束支传导阻滞。应严密监测心率、心律变化。对心动过缓者，床旁需备好异丙肾上腺素，必要时报告医生使用临时起搏器支持治疗。当应用抗心律失常药物处置时，关注用药疗效及药物的不良反应。

四、案例分析

患者张某，女性，62 岁，因"胸闷气促伴发热 2 周，加重 3 天"于 2022 年 8 月 17 日 11:00 收入院。诊断：感染性心内膜炎。既往有高血压、糖尿病病史。

入院查体：体温 39 ℃、心率 110 次/分、呼吸 28 次/分、血压 150/76 mmHg，神志清，对答切题，精神疲倦，心前区可扪及隆隆样收缩样杂音及舒张期杂音。患者胸闷、气喘，伴咳嗽，可自行咳出白色黏痰。入院后予遥测心电监护，治疗上予抗感染、利尿等对症处理。

护理评估：ADL 评分 40 分，深静脉血栓风险评分 6 分，Braden 评分 18 分，营养风险筛查 3 分。

病情变化：2022 年 8 月 22 日体温 37.5 ℃，患者胸闷、气喘症状较前好转，伴有轻度贫血貌，血培养结果示：链球菌感染。立即给予抗感染治疗。患者诉右侧踝部红肿胀痛。2022 年 8 月 24 日体温 37.3 ℃，患者诉右侧脸颊伴左侧耳根疼痛不适，提示细菌栓子脱落而引发。8 月 29 日患者诉上腹部疼痛，疼痛评分 5 分，查体：右上腹压痛（＋），立即予禁食禁水。

病例分析：患者诊断为感染性心内膜炎，目前考虑赘生物脱落堵塞肢体动脉、脾动脉等，护理上应制定完善的护理管理策略，做好围手术期管理，降低患者并发症的发病率，降低患者致死率，从而改善患者预后。因此，系统地评估患者存在的和潜在的疾病及护理方面的风险，根据护理原则制定完善的护理管理策略。风险评估及护理防控策略详见表 7-1。

表 7-1 感染性心内膜炎风险评估及护理防控策略

系统	风险	发生原因	防控策略
循环系统	心力衰竭	瓣膜受损、心肌缺血、心律失常	1. 观察心率/心律的变化 2. 观察有无胸闷、胸痛，动态了解心电图变化 3. 监测心功能相关指标变化 4. 记录 24 h 出入量，控制补液速度，避免加重心脏负担； 5. 必要时吸氧，维持血氧饱和度不低于 95% 6. 注意呼吸频率、节律变化 7. 遵医嘱服用抗凝药物，低盐饮食，盐摄入量低于 5 g/d 8. 卧床休息，给予半坐卧位或端坐位 9. 及时纠正电解质紊乱情况
神经系统	脑卒中	赘生物脱落；使用抗凝药物出血	1. 卧床休息，避免情绪激动及剧烈活动 2. 保持大便通畅，必要时可给予缓泻剂，避免用力排便； 3. 观察神志、瞳孔变化，观察肢体活动情况，发现异常及时报告医生处理 4. 若患者出现抽搐时，保持气道通畅，同时遵医嘱使用药物 5. 除颤仪及抢救设备处于备用状态 6. 建立中心静脉通道或两条外周静脉通路 7. 密切关注头颅 CT、心脏彩超结果 8. 遵医嘱使用抗凝药物时，观察有无出血症状

续上表

系统	风险	发生原因	防控策略
消化系统	脾梗死	脾脏缺血性坏死	1. 观察体温变化 2. 观察腹部疼痛有无缓解，以及疼痛的性质、部位、强度，按医嘱使用镇痛药物并观察疗效 3. 禁食，给予静脉补充营养 4. 抽血，备血，为因脾破裂而紧急行脾切除术 5. 备皮，做好心理护理，消除患者紧张恐惧心理 6. 留意腹部平片及肝胆胰脾 + 腹腔彩色 B 超检查结果
呼吸系统	肺栓塞	下肢静脉血栓脱落	1. 观察下肢腿围、皮温皮色及足背动脉搏动情况 2. 卧床休息，适当床上活动 3. 指导禁止按摩左侧踝部肿胀部位，禁止热水泡脚 4. 避免下肢静脉穿刺 5. 做好日常生活指导：保持大便通畅，穿宽松裤头的裤子，禁止交叉腿等 6. 观察有无呼吸困难、胸痛、咯血等肺栓塞症状，发现异常及时告知医生 7. 遵医嘱使用抗凝药物，观察有无牙龈、皮肤黏膜等出血症状 8. 做好肺栓塞应急预案
泌尿系统	急性肾功能衰竭	肾动脉梗死、血流动力学不稳定	1. 记录 24 h 出入量，发现异常及时告知医生 2. 观察腰部有无疼痛，留意尿常规检查及肾功能检查结果 3. 警惕高钾血症，遵医嘱使用药物 4. 观察有无肉眼血尿
全身情况	便秘	卧床、高热	1. 禁食期间静脉补充液体，记录 24 h 出入量 2. 病房保持合适的温湿度 3. 卧床休息，可适当床上活动，避免剧烈活动 4. 避免大便用力，必要时可予缓泻剂 5. 排便时注意隐私，养成定时排便习惯
	营养不良	疾病消耗增加、感染	1. 使用营养风险筛查，制订营养支持方案并落实实施 2. 禁食时给予静脉营养补充 3. 关注营养实验室指标，如白蛋白、血红蛋白等，及时给予干预 4. 遵医嘱给予抗感染治疗，观察用药效果及不良反应

续上表

系统	风险	发生原因	防控策略
全身情况	压力性损伤	卧床、活动受限、血流动力学异常	1. 动态评估压力性损伤的风险 2. 根据风险选择合适的预防压力性损伤的器具，如静压床垫、泡沫敷料或水胶体敷料 3. 协助翻身，避免拖、拉等动作 4. 保持床单位整洁平整：呕吐后或出汗多时及时更换衣物和床单 5. 预防器械相关性压力性损伤 6. 在营养师的指导下给予鼻饲或完全胃肠外营养，保证机体营养供应

参考文献

[1] 中华医学会心血管病分会，中华心血管病杂志编辑委员会. 成人感染性心内膜炎预防、诊断和治疗专家共识 [J]. 中华心血管病杂志，2014，42（10）：806－816.

[2] 医脉通. 成人感染性心内膜炎预防、诊断和治疗专家共识 [J]. 实用心脑肺血管病杂志，2016，24（10）：106.

[3] 梁峰，胡大一，方全，等. 2015 年欧洲心脏病学会关于感染性心内膜炎并发症治疗的指南解读 [J]. 中国循证心血管医学杂志，2017，9（5）：513－517.

[4] 中华医学会神经病学分会，中华医学会神经病分会脑血管病学组. 中国急性缺血性脑卒中诊治指南 2018 [J]. 中华神经科杂志，2018，51（9）：666－682.

[5] 中华医学会心血管病学分会心力衰竭学组，中国医师协会心力衰竭专业委员会，中华心血管病杂志编辑委员会. 中国心力衰竭诊断和治疗指南 2018 [J]. 中华心血管病杂志，2018，46（10）：760－789.

[6] 周霄云，郝爱霞，崔屹. 精细化管理在护理风险评估中的应用进展 [J]. 中华现代护理杂志，2017，23（26）：3436－3440.

（刘小慧　曾志梅）

第八章　病毒性心肌炎

根据近年统计学调查报告，我国心肌炎的总死亡率是3%，任何年龄都可以发病。同时，心肌炎的婴儿发病率为2%、儿童发病率为5%、年轻运动员发病率为5%～12%。心肌炎也是心血管疾病所致死亡的最主要原因。

一、定义及病因

（一）定义

病毒性心肌炎（viral myocarditis，VMC）是由各种病毒微生物侵蚀心肌所致的炎症性疾病。临床上以心肌炎症的病变为主，部分病例可有心内膜炎、心包炎。较轻症状的病毒性心肌炎预后良好，重症病毒性心肌炎会导致严重并发症，如心力衰竭、严重心律失常乃至猝死。

（二）病因

病毒性心肌炎的致病病毒主要有柯萨奇病毒、腺病毒、流感病毒、冠状病毒等。

二、疾病特点及处理原则

（一）疾病特点

病毒性心肌炎一般好发于青壮年，许多病毒性心肌炎患者都有过上呼吸道感染或胃肠道感染，绝大多数患者初始症状不明显，若发现不及时、未进行积极有效的治疗，将导致患者出现心功能异常及各种严重并发症，甚至是死亡。

病毒性心肌炎的发病机制：①病毒血症，病毒与心肌细胞融合，在心肌细胞中进行复制，导致心肌细胞损害和死亡；②自身免疫反应性过程；③扩张型心肌病阶段，由细胞免疫的持续性刺激激活介导，导致左心室扩张和重塑、神经激素激活、心脏收缩功能障碍和心力衰竭的发生。

（二）处理原则

1. 抗炎和免疫治疗

（1）抗病毒治疗：可有效地抑制病毒在宿主细胞内进行复制。

（2）大剂量静脉使用免疫球蛋白：可中和致病性自身抗体，减轻炎症反应。

（3）免疫吸附：当检出自身免疫抗体时，可通过中和致病抗体或免疫吸附来治疗。

2. 支持性治疗

（1）有症状出现并怀疑为心肌炎的患者应尽早住院，尽快检查以明确诊断。

（2）有心衰临床表现的患者，可以参考心衰临床指南来治疗，包括使用利尿剂、血管紧张素转化酶抑制剂、血管紧张素 II 受体拮抗剂、沙库巴曲缬沙坦（ACEI/ARB/ARNI）和 β 受体阻滞剂以及钠 - 葡萄糖协同转运蛋白 2（SGLT2）抑制剂。

（3）合并心律失常的治疗：出现完全性房室传导阻滞的患者需要尽早植入临时起搏以度过危险期；迅速甄别室速或室颤，如发现立即使用除颤仪进行电除颤；出现高度房室传导阻滞和室性心律失常时，应尽快植入起搏器或植入心脏复律除颤器，防止猝死的发生。

三、护理

（一）基础监测与护理

1. 体温监测

大部分患者会出现发热的症状。高热不退的患者在使用药物治疗期间，应同时使用物理降温治疗，联合降温治疗使患者获益更大。发现患者体温不升时，应积极抗休克治疗，保证患者安全，避免血流动力学不稳定的情况发生，必要时可使用暖风机保暖。

2. 血压监测

有些心肌炎患者因严重的心功能不全会出现低血压表现，当患者出现收缩压小于 90 mmHg、LVEF 小于 40%、血乳酸大于 2.0 mmol/L、心脏指数（cardiac index，CI）小于 2.2 mL/min 时，及时报告医生，协助医生置入 IABP；当 IABP 辅助无效时，立即协助医生启用 VA-ECMO 联合治疗，使其渡过威胁生命的循环不稳定期。

3. 呼吸监测

70% 以上的重症心肌炎患者会出现呼吸困难。患者常表现为呼吸急促，呼吸频率常大于 30 次/分；甚至出现呼吸抑制，当发生严重呼吸抑制时，呼吸频率小于 10 次/分，血氧饱和度低于 90%。呼吸功能障碍的患者尽早给予呼吸支持治疗。

4．疼痛监测

当炎症累及心包或胸膜时会引起胸痛，致病率为 32%～36.5%。对于胸痛患者，要注意休息，避免疲劳和剧烈运动，同时要针对病毒性心肌炎本身进行治疗，如使用抗病毒、营养心肌治疗。

（二）并发症监测与护理

1．心律失常

心电图检查 18% 的患者会出现心律失常。患者常出现窦性心动过速，密切监测心率/脉搏，以卧床休息为主，保证充足睡眠，避免劳累，忌浓茶、咖啡、刺激性食物，伴随有心悸、胸闷等不适时，及时报告医生，遵医嘱对症处理和使用调节心率的药物。合并有心律失常的心肌炎患者床边备除颤仪，以备不时之需。同时应该重点关注因电解质紊乱而诱发心律失常。

2．出血、血栓形成

当患者为预防心力衰竭使用生命支持仪器治疗时，必须全程抗凝治疗，抗凝治疗量过大容易增加出血风险，但使用生命支持仪器而肢体制动、置管等原因都可导致下肢血栓形成。出现深静脉穿刺部位渗血，应用沙袋压迫止血。患者出现呼吸道出血时，时刻观察气道压，气道压高时要及时吸痰保持气道通畅，要密切观察呼吸道的出血量，患者气道出血 4 d 后痰液变为陈旧血性。患者出现消化道出血时，给予持续胃肠减压、止血等治疗。每小时监测患者的双侧足背、胫后动脉搏动情况；关注双下肢皮肤温度情况、观察肢体是否肿胀等。按照医嘱动态调整抗凝的强度和方式，维持患者活化凝血时间 160～180 s。ECMO 运行期间，尽量避免不必要的各种有创治疗，采血、注射时按压时间加长，避免渗血。指导患者踝泵运动，对非置管肢体常规使用气压泵治疗，每天 2 次，每次 20 min，避免下肢静脉血栓形成。

3．感染

为预防并减少仪器使用及管道相关感染，护理人员需全程做好以下相关护理措施：

（1）预防呼吸机相关性肺炎（ventilator associated pneumonia，VAP）的集束化护理措施。

（2）预防导尿管相关性尿路感染（catheter associated urinary tract infection，CAUTI）的集束化护理措施。

（3）预防导管相关血流感染（catheter related blood stream infection，CRBSI）的集束化护理措施。

4．下肢动脉缺血

在使用 ECMO 及 IABP 等生命支持仪器过程中患者可能出现下肢动脉缺血。需要观察置入导管侧足背动脉搏动情况，肢体皮肤温度、颜色，腿围等，并与健侧对比。同时也要做好保暖，保持双下肢肢体功能位。

5．脑损伤

严密观察患者的意识状态，双侧瞳孔大小及对光反射情况，关注患者有无头痛等表现。

四、案例分析

患者，女，35 岁，患者因"间断活动后伴胸闷气促发热 1 天"于 2023 年 2 月 23 日经门诊入院，诊断为暴发性心肌炎。患者入院前一天突发胸闷伴气促、发热，夜间体温骤升至 38.8 ℃。于社区医院购药，服用布洛芬，后体温可降至 36.8 ℃，但第二天仍有胸闷、乏力症状，所以来院就诊。

入院后查体：体温 36.8 ℃，血压 128/69 mmHg，心率 115 次/分，呼吸 22 次/分。

护理评估：ADL 评分 20 分，深静脉血栓风险评分 6 分，Braden 评分 16 分。

入院 2 d 后，患者病情进展迅速。遥测心电监护示：频发室性早搏，房性早搏，阵发短阵室速，血压骤然下降至 55/32 mmHg，患者精神萎靡，意识模糊。

辅助检查：冠状动脉动脉造影结果无异常。心电图显示：窦性心动过速。心脏彩超结果示：少量－中量心包积液，心脏射血分数为 55%。心脏磁共振结果示：广泛心肌水肿样改变。查血示：高敏肌钙蛋白 23662.9 pg/mL，肌酸激酶同工酶 6.3 ng/mL，氨基末端脑钠肽前体 3775 pg/mL，超敏 C 反应蛋白 30 mg/L，乳酸脱氢酶 283 U/L。

2022 年 9 月 22 日，因病情变化，呼吸、循环不稳定，先后使用呼吸机辅助呼吸，IABP 维持循环支持治疗。在病情进一步恶化前，经过多学科会诊，快速启用连续性肾脏替代治疗（continuous renal replacement，CRRT）、ECMO 支持治疗。

病例分析：患者诊断为暴发性心肌炎，暴发性心肌炎最重要的治疗方式是生命支持治疗。其是指通过械辅助方法，如循环、呼吸支持、连续性肾脏替代治疗等，可以让心肺获得充分休息的时间，从而使心脏功能恢复。患者并存多种危险因素，护理不当会使猝死风险增加，应进行系统评估，根据护理原则制定完善的护理管理策略。风险评估及护理防控策略详见表 8－1。

表 8 - 1　病毒性心肌炎风险评估及护理防控策略

系统	风险	发生原因	防控策略
循环系统	恶性心律失常	心肌病毒感染水肿期，心膜电位不稳定；各种因素导致电解质紊乱，尤其是低钾或高钾血症	1. 每班密切观察心率、心律情况，每小时与前一小时的心电情况进行对比，若出现室性早搏增加或出现多源多型室早，报告医生；常规复查电解质的同时，关注有无出现 U 波、RonT，甚至短阵室速、室速、室颤，针对心电图情况做到每班交接 2. 床边备除颤仪，每班检查以保证处于完好的备用状态 3. 根据进食、尿量和电解质结果，维持血钾 4.0 ～ 5.5 mmol/L
	心源性休克	心脏损害导致泵功能衰竭	使用 ECMO 管理： 1. 检查所有管路连接是否正确，观察管路有无抖动等情况 2. 各组件性能是否完好，确认报警设置是否合理 3. 转速与流量：转速保持在 1500 ～ 4000 r/min；ECMO 运行期间开始转流时均以高流量灌注，起始流量为 2.2 ～ 2.6 L/min，使平均动脉压维持 50 ～ 60 mmHg，既满足全身各脏器的灌注，又可减轻心脏的负荷；密切观察流量与转速是否相符，并根据静脉血氧饱和度、动脉压、血乳酸水平、尿量等遵医嘱调节灌注流量 4. 每 2 h 监测 1 次血气分析（剩余碱、血乳酸），稳定后每 4 ～ 6 h 监测 1 次，遵医嘱动态调整气流量和氧浓度 5. 压力：当出入口压力均增高时，提示氧合器后端患者动脉插管端阻塞；当出入口压力差增大时，提示氧合器血栓形成 6. 温度：维持患者体温接近 37 ℃，水箱温度设置为 36 ～ 37 ℃，以避免体温过高致机体氧耗增加

续上表

系统	风险	发生原因	防控策略
呼吸系统	呼吸衰竭	心肌受损,失去正常的收缩和舒张功能,心脏射血分数降低,导致肺循环衰竭	机械通气患者护理: 1. 床头抬高 30°～45° 2. 每天唤醒,尽量减少镇静药物的使用,每天评估患者有创机械通气的必要性,尽早脱机 3. 按需吸痰,注意手卫生 4. 保持气囊压 25～30 cmH$_2$O 5. 及时倾倒冷凝水 6. 每 6～8 h 进行 1 次口腔护理,推荐口腔护理液使用洗必泰漱口液 7. 每周更换 1 次呼吸机管道,肉眼可见污渍及时更换 8. 应严格遵守无菌技术操作规程 9. 协助患者早期活动
神经系统	急性脑功能障碍	脑组织灌注下降	1. 翻身动作轻柔,避免突发动作 2. 观察 ECMO 的流量、流速情况 3. 常规进行脑氧饱和度监测 4. 监测血气分析变化:避免低氧血症及高碳酸血症 5. 监测血压,避免持续性低血压(收缩压小于 90 mmHg,或平均动脉压小于 65 mmHg) 6. 每班观察患者意识状态、监测瞳孔大小及对光反射
消化系统	应激性溃疡	疾病应激状态	1. 积极抗休克、抗感染、纠正低蛋白血症、电解质和酸碱平衡紊乱 2. 血流动力学稳定后 24～48 h 启动肠内营养 3. 密切监测凝血功能指标:血小板、活化部分凝血活酶时间(activated partial thromboplastin time, APTT)、ACT 4. 遵医嘱使用质子泵抑制剂,必要时予促胃肠动力药及缓泻剂 5. 观察大便/呕吐物颜色及量的变化

续上表

系统	风险	发生原因	防控策略
血液系统	出血	ECMO 期间需全程抗凝治疗,抗凝不当易导致出血	1. 密切观察皮肤及黏膜有无出血征象 2. 观察各穿刺点有无渗血 3. 密切监测患者凝血功能:每4 h床边监测 ACT 1 次,必要时加强监测频率,维持 ACT 在 160 ~ 180 s 4. 减少不必要的穿刺,如有穿刺,穿刺部位延长按压时间至 5 ~ 10 min
全身情况	压力性损伤	卧床,活动受限,周围循环差	1. 每1 ~ 2 h翻身1次,使用静压床垫 2. 皮肤受压处给予敷料减压,使用除压手套进行适当除压 3. 保持床单位干洁平整,若条件允许,使用弱酸性清洁液清洁皮肤,大便、呕吐物应及时清洗 4. 仪器管道合理放置,管道与肢体接触处使用敷料减压,避免发生医疗器械相关压力性损伤 5. 改善机体营养状况:在营养师的指导下给予鼻饲或完全胃肠外营养,保证机体营养供应
	下肢深静脉血栓形成	卧床,活动受限	1. 密切观察体外氧合器有无血栓形成,ECMO 导管有无抖管 2. 观察双下肢皮温皮色、双侧腿围情况,以及双足背动脉搏动有无异常等,追踪患者实验室检验结果(D-二聚体、ACT 等) 3. IABP 如有触发不良、低反搏压等情况,应警惕导管相关血栓形成 4. 遵医嘱动态调整抗凝强度和方式,维持 ACT 和 APTT 在目标值范围 5. 行被动肢体功能锻炼,非置管肢体在无血栓形成情况下使用气压泵治疗
	下肢动脉血栓形成	股动脉置管	1. 每班评估患者置管侧足背动脉搏动,局部皮温皮色、肌张力、腿围、毛细血管回流等情况,并与健侧对比 2. 注意保暖,保持肢体功能位,行被动肢体功能锻炼,非置管肢体在无血栓形成情况下使用气压泵治疗 3. 出现插管侧足背动脉搏动减弱或消失,局部皮肤苍白或发绀、温度下降时,应及时通知医生并处理

续上表

系统	风险	发生原因	防控策略
全身情况	感染	管道多、抵抗力下降均会增加患者感染风险	1. 密切监测体温，有条件可使用体温探头持续监测 2. 床旁仪器设备每天用消毒湿巾擦拭消毒 2 次 3. 采取集束化护理措施预防导管相关血流感染 （1）输液工具的选择：选择具有最少端口或管腔数量的导管，使用无针系统或螺口设计的无针接头 （2）使用无缝线的固定装置 （3）有条件情况下使用预充式注射器 （4）做好管道维护：①接触置管部位及导管置入、维护、使用前都应注意手卫生。②选择 75% 氯己定消毒液作为皮肤消毒剂。③常规使用无菌透明敷料，便于观察穿刺点情况。④无针输液接头需 72 h 更换，最长不超过 7 d。⑤保证输注液体无菌；持续输液 24 h 需更换输液管路；输血时完成每个单位血液或每隔 4 h 更换输血管路；单独输注脂肪乳剂时，每隔 12 h 更换输液管路。⑥导管接口消毒时间不少于 15 s；记录维护时间并评估局部情况，如导管位置是否移位、是否通畅等 4. 采取集束化护理措施预防泌尿系感染 （1）每天评估留置尿管的必要性 （2）每天进行 2 次会阴抹洗，抹洗后有条件者使用洁悠神消毒尿道口、尿管与尿袋连接处、尿袋放尿处 （3）应用抗反流集尿袋，保证集尿系统密闭，减少反复打开集尿系统的次数，预防尿液逆流 （4）严格执行手卫生规范

参考文献

[1] 葛均波，徐永健，王辰．内科学 [M]．北京：人民卫生出版社，2018：270 – 271.

[2] 王辰，陈荣昌．呼吸支持技术 [M]．北京：人民卫生出版社，2018.

[3] 中国心肺康复护理联盟专业委员会，武汉市护理学会心血管专业委员会．成人暴发性心肌炎护理策略专家共识 [J]．护理学杂志，2021，36（1）：1 – 6.

[4] 中华医学会心血管病学分会精准医学学组，中华心血管病杂志编辑委员会，成人暴发性心肌炎工作组．成人暴发性心肌炎诊断与治疗中国专家共识 [J]．中华心血管病杂志，2017，45（9）：742 – 752.

[5] 瞿介明，施毅．中国成人医院获得性肺炎与呼吸机相关性肺炎诊断和治疗指南（2018 年版）的更新与解读 [J]．中华结核和呼吸杂志，2018（4）：244 – 246.

（彭宇华　朱光宇）

第九章　主动脉夹层

一、定义及病因

（一）定义

主动脉夹层（aortic dissection，AD）是指各种因素导致的主动脉内膜、中膜撕裂，主动脉内膜与中膜分离，血液流入，致使主动腔被分隔为真腔和假腔，形成血肿并向远端延伸。临床上按 Stanford 分型，AD 主要分为：Stanford A 型和 Stanford B 型。Stanford A 型指夹层累及升主动脉和（或）主动脉弓部，Stanford B 型指夹层仅累及左锁骨下动脉以远的胸降主动脉及其远端者。

（二）病因

在我国，主动脉夹层的病因以高血压为主，其他如动脉粥样硬化溃疡和壁内血肿这两种病理改变，以及遗传性疾病（如马方综合征等）、炎症性疾病（如系统性红斑狼疮）、先天性血管畸形（先天性主动脉缩窄）、医源性损伤、外伤及精神刺激、吸食成瘾性药物、妊娠等均与 AD 的形成有关。

二、疾病特点及处理原则

（一）疾病特点

在我国，AD 年发病率暂无准确的数据，欧美国家 AD 年发病率高达 $(2.6 \sim 6.0)/10$ 万，冬春季多于夏季，男性患者多于女性患者，男女比例约为 $2:1$。该种疾病临床缺乏特异性，病情凶险，起病急，发展快，病死率极高。主动脉病变如果在早期没有得到及时治疗，病死率会随着发病时间推移而升高，在发病 48 h 后，患者的病死率可升至 50%，而在发病 2 周后，患者的病死率可能升至 70% ~ 80%。

及时有效诊治可减少如主动脉破裂、急性心包压塞、急性心肌梗死、卒中、腹腔脏器缺血、肢体缺血等并发症的发生。

目前尚未有特效药物，外科手术或者介入治疗是最终解决方案。

（二）处理原则

1. 一般措施

绝对卧床休息，保持情绪稳定。

2. 药物治疗

通过使用镇痛、镇静药物严密控制患者血压和心率情况，防止夹层加重，减少假腔破裂发病率。

3. 手术治疗

手术治疗是 Stanford A 型主动脉夹层主要的治疗方法。主要通过人工血管置换术进行治疗，常用的方式为全主动脉弓替换。

4. 介入治疗

治疗 Stanford B 型主动脉夹层首选覆膜支架腔内隔绝术。

三、护理

（一）基础监测与护理

1. 病情观察

告知患者严格卧床休息，在术前先通过镇痛、镇静、控制血压和心率等方式来降低假腔破裂发生率，应及时准确遵医嘱用药，将目标心率维持在 60 ～ 80 次/分，血压严格控制在 100 ～ 120/70 ～ 80 mmHg 或者下降至保留微循环水平灌注的最低血压水平。监测四肢血压，以监测血压最高的一侧肢体为准，并排除假性低血压的情况。应密切监测血压变化，使用降压药时，根据血压情况及时调整降压药泵速，避免血压剧烈波动。使用硝普钠时，注意避光静脉使用，6 ～ 8 h 更换新的药液，警惕氰化物中毒，注意观察有无中枢神经系统不良反应，如恶心、呕吐、头痛及精神异常。若有，需要及时停药改用其他降压药物，并保持大便通畅，常规使用缓泻剂，同时观察有无腹泻症状，饮食以高营养、易消化为主。注意保暖，预防感冒，防止剧烈咳嗽增加腹压。

2. 疼痛监测

疼痛是 AD 突出而又具有特征性的症状，疼痛性质呈撕裂样、搏动性、刀割样等，疼痛是突发、剧烈持续且不能忍受的，可伴随有恶心、呕吐、冷汗等症状。疼痛部位主要为胸背部，有时疼痛部位可发生移动。疼痛又可引起血压波动、患者躁动，会加快病情进展，因此镇痛尤为重要。可选用数字评分法评估患者疼痛的程度、部位、性质及持续时间。常规可选用止痛药物止痛，并观察止痛药物疗效及其副作用。

3. 出入量监测

出现腰痛、血尿、无尿、重度高血压和急性肾功能衰竭等，提示病变累及肾动脉。因此需要每小时准确记录患者出入量情况，尿量应保持在 30 mL/h 以上。注意询问患者有无腰痛症状，遵医嘱留置尿管，妥善固定管道，做好防脱管措施，并观察尿液的颜色、性质、量。

4. 意识监测

应密切关注患者的意识状态，当脑部供血血管阻塞或心包填塞时可突然出现意识障碍，发生异常时及时告知医生，做好卧床休息重要性的宣教，告知改变体位宜缓慢。

5. 压力性损伤的监测

患者病情危急，需绝对卧床休息，而疼痛、情绪焦虑等会导致出汗多，需协助患者进行生活护理，有条件者使用静压床垫，正确选择敷料对易受压部位进行减压，对患者可采取除压手法对受压部位进行除压。保持皮肤干洁，协助患者及时更换汗湿衣物，保持床单位干洁，需要每 3 d 更换 1 次电极片位置，每班查看血压袖带测量部位的皮肤有无瘀点瘀斑。

6. 心理护理

主动脉夹层病情凶险伴有持续剧烈疼痛，会导致患者有过度恐惧、焦虑的心情，易引起血压升高、心率增快。因此，医护人员要关注患者的心理情况，提前为患者树立战胜疾病的信心，必要时请心理科医生会诊，为患者提供个体化的心理支持，让其有积极的态度应对疾病并配合治疗。

（二）并发症监测与护理

1. 术后生命体征监测

密切关注患者生命体征，特别是血压、心率和中心静脉压的波动情况，准确记录 24 h 出入量。为降低手术部位出血，继续维持收缩压为 100 ～ 120 mmHg，应严密关注患者血压变化，当运用血管活性药物时，根据血压情况及时调整泵速。

2. 低心排综合征

当患者出现血压降低、心率增快、少尿、代谢性酸中毒、低氧血症、肺淤血、微循环障碍（如皮肤苍白、肢体末梢湿冷）时，提示低心排综合征。应准确记录出入量和中心静脉压，出现少尿、低血压等症状时及时告知医生，做好液体管理，做好保暖。

3. 神经系统并发症

术后 1% ～ 32% 的患者可发生脑损伤，与手术时间、体外循环时间、术前脑供血不足等有关；还可出现脑出血、脑梗死、术后一过性意识障碍（谵妄、精神异常）等。应严密观察患者的意识状态，以及双侧瞳孔大小、瞳孔对光反射是否灵敏、肢体活动等情况，当出现异常时及时上报值班医生，并积极配合处理。

4.出血

主动脉夹层手术时间长，手术期间需体外循环，术后出血发生率高。术后保持引流管通畅，要注意可能会发生心包填塞。为避免心包填塞的发生，要密切关注凝血功能的情况，以及引流液的颜色、性质、量，当心包纵隔引流液每小时超过 200 mL，并且持续 3 h 以上时，高度提示活动性出血，报告医生以立即开胸止血，配合医生做好开胸的准备。

5.动脉栓塞

下肢发生急慢性缺血，可能是由于股动脉术中阻断时引发的肢体栓塞或血栓形成。术后应严密观察患者足背动脉搏动及下肢皮温皮色情况，关注患者主诉，有无肢体疼痛伴麻木感发生，并观察静脉充盈情况。每班做好腿围测量，双侧腿围相差超过 2 cm，需及时告知医生，遵医嘱行多普勒超声检查。患者不能活动时，可协助患者行被动踝泵运动；对清醒患者，可指导做踝泵运动。病情允许时给予气压泵治疗及鼓励患者早日下床活动。

6.呼吸道感染

术程长、呼吸机辅助呼吸、开胸、疼痛等导致患者呼吸道分泌物增多、不敢咳嗽，易发生呼吸道感染。未清醒患者按需吸痰，有效翻身拍背，指导清醒患者有效咳嗽咳痰，遵医嘱行雾化治疗，严密观察患者呼吸、血氧饱和度情况。注意加强保暖，预防受凉感冒；非必要不探视，避免发生交叉感染。

四、案例分析

患者冯某，男性，45 岁，因"胸背部疼痛 1 天"于 2021 年 5 月 18 日 15：00 经急诊入院。患者 1 天前剧烈运动后出现胸背部疼痛不适，呈撕裂样，含服硝酸甘油后疼痛持续、不缓解，随后出现晕厥，无四肢抽搐及大小便失禁，呼之可应，言语不清，疼痛进行性加重。急行 CTA 提示：主动脉夹层（Stanford A 型）。入院诊断为：主动脉夹层（Stanford A 型），主动脉关闭不全，高血压 3 级（极高危组）。患者服药不规律，未定期监测血压。长期吸烟及饮酒史。既往史：高血压，家族有高血压病史。

入院时查体：体温 36.2 ℃，脉搏 122 次/分，呼吸 26 次/分，血压 185/97 mmHg。嗜睡状态，双侧瞳孔等大等圆，双侧瞳孔直径约 2.5 mm，对光反射灵敏。主动脉瓣可闻及舒张期杂音，双侧肺部呼吸音清，听诊肠鸣音 5 次/分，四肢末梢凉，肌张力正常，四肢血压无明显差异，双足背动脉搏动可触及。

护理评估：ADL 评分 0 分，非计划拔管评分 5 分，深静脉血栓风险评分

5 分，Braden 评分 15 分。

患者于 2021 年 5 月 18 日 17:00 急诊行主动脉成形术＋升主动脉人工血管置换术＋主动脉全弓人工血管置换术＋象鼻支架植入术。

病例分析：患者行主动脉成形术＋升主动脉人工血管置换术＋主动脉全弓人工血管置换术＋象鼻支架植入术，病情复杂，护理上需要加强，应制定完善的护理管理策略，减少患者并发症的发生率及死亡率，改善患者临床预后。因此，系统地评估患者存在的和潜在的疾病及护理方面的风险，根据治疗和护理原则制定完善的护理管理策略。风险评估及护理防控策略详见表 9－1。

表 9－1　主动脉夹层术后风险评估及护理防控策略

系统	风险	发生原因	防控策略
循环系统	低心排综合征	主动脉夹层期间心肌保护不良、长时间体外循环	1. 协助医生进行超声心动检查寻找发生低心排综合征原因，对症治疗 2. 观察患者意识情况，注意有无神志改变，如烦躁、谵妄、嗜睡等 3. 予遥测心电监护，观察有无各种缓慢型及快速型心律失常的发生 4. 监测有创动脉压力 5. 监测中心静脉压 6. 监测脉搏指示连续心排血量 7. 监测动脉血乳酸水平 8. 根据动脉血气分析结果，维持氧供需平衡 9. 观察患者肾脏灌注情况，有无尿量减少等 10. 观察患者皮肤末梢血管收缩情况，有无末梢湿冷、花斑等 11. 遵医嘱正确使用正性肌力药物及血管扩张剂，观察用药疗效
	心律失常	术中心肌保护不良、电解质紊乱	1. 予遥测心电监护，严密监测患者心率、心律及血氧饱和度情况，观察心电图、有无异常，若有异常及时报告医生处理 2. 密切关注患者电解质结果，尤其是血钾结果，若血钾过低及时报告医生，予补钾治疗 3. 严格遵医嘱按时按量给予抗心律失常药物，并观察用药疗效

续上表

系统	风险	发生原因	防控策略
呼吸系统	呼吸机相关性肺炎	手术创伤大、呼吸机使用时间长	1. 严格执行手卫生规范 2. 抬高床头 30°～45° 3. 按需吸痰，观察痰液的颜色、性质、量，必要时留取痰培养 4. 每天评估插管的必要性，尽早脱机或拔管 5. 每天进行镇痛唤醒，评估镇静药使用的情况，尽早停用 6. 气管导管气囊压维持在 25～30 cmH$_2$O 7. 使用氯己定漱口液进行口腔护理，每 8 h 进行 1 次 8. 每周更换呼吸机管道，若有肉眼可见的污染物，及时更换 9. 定时复查胸片，了解患者肺部影像学变化 10. 遵医嘱使用消炎、止咳化痰、保护胃黏膜药物，关注用药疗效 11. 遵医嘱使用雾化、机械排痰等治疗
	低氧血症	深低温、体循环、大量输液输血等导致肺功能损伤	1. 密切观察患者生命体征情况，术后回室立即给予机械通气，遵医嘱根据血气分析结果调节呼吸机参数 2. 保持呼吸道通畅，按需吸痰，吸痰前给予 1 min 纯氧吸入，吸痰操作应动作轻柔，每次吸痰时间少于 15 s 3. 按需使用支气管镜检查吸痰 4. 必要时可采用俯卧位通气方法，改善患者氧合
消化系统	应激性溃疡	疾病应激状态	1. 术后按需留置胃管 2. 了解患者既往有无消化道相关疾病 3. 每 4 h 回抽胃液观察胃液颜色、性质、量 4. 观察大便颜色变化，必要时送检，行粪便隐血试验（fecal occult blood test，OB） 5. 必要时遵医嘱使用保护胃黏膜的药物 6. 注意可能加重应激性溃疡的抗栓药的使用 7. 监测血红蛋白的变化情况，以便及时发现隐性出血
泌尿系统	急性肾衰竭	术前肾功能不全、夹层累及肾动脉、斑块脱落和肾动脉栓塞	1. 密切观察并准确记录尿量及颜色变化情况，保持尿量大于 1 mL/(kg·h) 2. 根据尿量情况报告医生调整药物剂量，及时补充血容量 3. 按时监测患者尿比重、肌酐、尿素氮变化情况 4. 必要时行连续肾脏替代疗法

续上表

系统	风险	发生原因	防控策略
神经系统	脑卒中	脑缺血缺氧性损伤	1. 密切观察意识、瞳孔大小及对光反射情况 2. 观察苏醒后精神状况，有无出现精神异常等症状 3. 观察肢体皮肤温度、颜色、感觉及活动有无异常，若有异常，及时通知医生 4. 每 4 h 或必要时随时监测体温，采取药物/物理降温措施维持正常体温，减少脑组织代谢 5. 呼吸机辅助治疗期间应充分镇静，每 1 h 评估镇静程度，行每天镇静唤醒 6. 遵医嘱用药，关注用药疗效及不良反应
血液系统	出血	动脉人工血管置换手术创伤大，吻合技术难度高，吻合处较多	1. 密切监测患者生命体征情况 2. 立即监测 ACT，必要时遵医嘱输注新鲜血浆 3. 保持引流管的通畅，每小时离心挤压引流管，警惕心包填塞的发生 4. 密切观察引流液的颜色、性质、量，若每小时引流量超过 200 mL，持续 3 h 以上，则提示活动性出血的可能性大，需开胸止血；做好开胸准备配合 5. 每班观察伤口敷料及引流口周围有无渗血 6. 每天监测患者凝血功能，根据凝血酶原时间及国际标准化比值调整华法林剂量，观察患者牙龈、皮肤有无出血，小便有无血尿，隐血试验是否是阳性
	血栓	下肢静脉血栓形成	1. 使用 Caprini 风险评估量表 2. 协助患者进行踝泵运动，每天 3 次，每次 15 ～ 20 min 3. 下肢静脉彩超无异常者可使用气压泵治疗，在患者耐受情况下，尽量延长使用时间，注意腿套上充气管保持在腿套外表面，避免器械相关性损伤；操作过程中注意保暖，防止体温过低 4. 每天准确测量双下肢周径，应定皮尺、定部位、定时间测量 5. 遵医嘱使用抗凝药物，定时监测凝血功能、D－二聚体等实验室指标 6. 监测患者生命体征，若患者出现呼吸困难、血压下降等情况，立即报告医生，配合治疗

续上表

系统	风险	发生原因	防控策略
全身情况	重症感染	切口感染、主动脉移植物感染	1. 每4 h监测1次患者体温情况 2. 术前0.5～1.0 h常规使用抗生素预防 3. 配合使用抗生素治疗，使用万古霉素时，应注意每次静脉滴注万古霉素时滴注时间需维持在60 min以上，避免出现"红人综合征"（面部、颈躯干红斑性充血，瘙痒等）、低血压等副作用 4. 每班观察伤口处敷料是否干洁，有无卷边、脱落等 5. 观察伤口有无渗血、渗液，并按需换药，保持伤口处于干洁状态
	疼痛	伤口疼痛	1. 使用数字分级评分法评估 2. 密切观察疼痛部位、性质、程度及疼痛有无转移 3. 遵医嘱使用多模式镇痛方法，按时、按需镇痛，使用镇痛药物时密切观察药物药效及不良反应 3. 使用非药物治疗方式，如按摩、音乐疗法等，必要时请疼痛科医生会诊 4. 指导患者正确体位，尽量平卧位，减少侧卧位，指导患者抱胸式咳嗽

参考文献

［1］ 中华医学会外科学分会血管外科学组，符伟国，陈忠，等. Stanford B型主动脉夹层诊断和治疗中国专家共识（2022版）［J］. 中国血管外科杂志（电子版），2022，14（2）：119 – 130.

［2］ 徐伟，陈晓莉，牛聪影，等. 急性主动脉夹层急诊目标血压管理的最佳证据总结［J］. 中国实用护理杂志，2022，38（34）：2703 – 2710.

［3］ 中华医学会心血管病学分会大血管学组，中华心血管病杂志编辑委员会. 急性主动脉夹层合并冠心病的诊断与治疗策略中国专家共识. 中华心血管病杂志，2021，49（11）：1074 – 1081.

［4］ 中华医学会胸心血管外科学分会胸腔镜外科学组，中国医师协会胸外科医师分会微创外科专家委员会. 中国胸外科围手术期疼痛管理专家共识（2018版）［J］. 中国胸心血管外科临床杂志，2017，25（11）：921 – 928.

［5］ 中国医师协会心血管外科分会大血管外科专业委员会. 主动脉夹层诊断与治疗规范中国专家共识［J］. 中华心血管外科杂志，2017，33（11）：641 – 654.

［6］ 中华医学会胸心血管外科学分会胸腔镜外科学组，中国医师协会胸外科医师分会微创外科专家委员会. 中国胸外科围手术期疼痛管理专家共识（2018版）［J］. 中国胸心血管

外科临床杂志，2018，25（11）：921 – 928.

［7］PiCCO 监测技术操作管理共识专家组. PiCCO 监测技术操作管理专家共识［J］. 中华急诊医学杂志，2023，32（6）：724 – 735.

（唐茜 钟婷）

第十章 肺动脉疾病

与心血管密切相关的肺动脉疾病主要有肺动脉高压和肺栓塞，尤其是先天性心脏病相关的肺动脉高压，可导致右心衰竭，并呈进行性加重，极易使患者反复住院，严重影响患者的生活质量，预后差。而下肢静脉系统来源的血栓，栓子脱落后随着血流回到右心系统，最终导致肺动脉栓塞、肺梗死，病情发展迅速，严重威胁患者的生命。因此，对于重度肺动脉高压及肺栓塞患者来说，及时诊治是非常重要的。

一、定义及病因

（一）定义

肺动脉高压

肺动脉高压（pulmonary hypertension，PH）是一种以肺毛细血管阻力及肺动脉压力进行性上升为特征的临床和病理生理综合征，继而导致右心室肥厚扩大，并导致严重的难治性右心衰竭，甚至死亡。PH 的诊断标准为在海平面、静息状态下，经右心导管检查测定的肺动脉平均压（mean pulmonary artery pressure，mPAP）不低于 25 mmHg。

肺栓塞

肺栓塞（pulmonary embolism，PE）是由各种栓子堵塞肺动脉系统导致出现一系列症状的疾病或临床综合征的总称。肺血栓栓塞（pulmonary thromboembolism，PTE）是肺栓塞的最常见类型，由静脉系统或右心血栓引起的肺循环障碍及呼吸功能紊乱导致，是心血管病所致死亡的第三大常见原因。未处理的肺栓塞可导致高达 25%～30% 的病死率，而及时处理后病死率可降低至 2%～8%。

（二）病因

肺动脉高压

根据不同的病因，PH 分为 5 类：①肺动脉损伤或狭窄所引起的 PH，常被称作动脉型肺动脉高压；②由左心疾病导致肺血管压力上升所致的 PH；③由肺内疾病而导致（或）缺氧所致的 PH；④慢性血栓栓塞和其他肺动脉阻塞性病变所致的 PH；⑤未知的或其他更多因素而导致的 PH。在引起肺动脉高压的主要因素中，以先天性心脏病较为常见，约为动脉型肺动脉高压（pulmonary arterial hypertention，PAH）的 43.6%，而特发性肺动脉高压（idiopathic pulmonary hypertention，IPAH）则为 35.4%；其次为结缔组织病、门静脉高压、遗传性疾病及药物等。

肺栓塞

肺栓塞中有 50% ～ 90% 的栓子从下肢深静脉血栓（deep vein thrombosis，DVT）中来，而形成静脉血栓的三大主要因素是静脉血液淤积、血液黏稠度增高和血管损伤。危险因素主要有外科手术、骨折、肥胖、妊娠、心血管病需要绝对卧床，影响凝血系统的疾病，长期卧床无预防措施，长途旅行或工作中保持同一姿势活动减少，有遗传病史，等等。

二、疾病特点及处理原则

（一）疾病特点

肺动脉高压

PH 是一种机理复杂，前期治疗麻烦，处理棘手，且预后极差的疾病。早期诊断和合理治疗对改善生活质量和长期预后有重要作用。目前估测的人群患病率约为 25/100 万，占全球患病率的 1%。

临床症状缺乏特异性，主要表现为右心功能不全，通常在身体劳累时诱发，主要症状为疲倦、呼吸困难、胸痛、腹胀、进食量减少和晕厥。随着疾病进展，右心功能不全持续加重，会出现踝部、双下肢甚至腹腔、全身的慢性水肿，与先天性心脏病有关的 PH 可产生发绀的症状。某些患者的临床表现与 PH 的并发症和肺部血流分布异常有关，如咯血、声音嘶哑、胸痛等。

PH 的金标准是右心导管检查，可通过检测右心室及肺动脉的血流动力情况，帮助查找原因，指导治疗。

肺栓塞

急性肺栓塞发病凶险，病死率高。其临床表现缺乏特异性：有些患者可能没有任何临床症状；大部分患者是由于发生先兆晕厥、昏厥、呼吸困难、剧烈胸痛或咯血而被怀疑；部分患者以胸部剧烈疼痛、心慌、胸闷、气短甚至休克为临床表现，如不及时就医，死亡率高。

临床上常以心电图检查、凝血功能检查、D－二聚体检查、肺部 CT 检查、肺动脉造影检查、心脏超声检查等方法来诊断。

（二）处理原则

肺动脉高压

（1）一般措施：运动康复训练、社会心理帮助、避孕、疫苗注射、预防感染。

（2）支持治疗：抗凝治疗、利尿剂、洋地黄及其他心血管药物治疗、氧疗、贫血治疗。

（3）靶向药物治疗：内皮素受体阻滞药物，如波生坦、安立生坦；前列环素类药物，如曲前列尼尔、伊洛前列素。

（4）介入治疗：运用各种治疗方法仍然无效的肺动脉高压患者，可采取全球囊房间隔造口术。当患者右心房压力大于 20 mmHg 时，静息状态下动脉氧饱和度低于 85% 则禁止此类手术。

（5）手术治疗：肺动脉血栓内膜剥脱术、心肺联合移植术。

肺栓塞

1. 支持治疗

心理护理，适当应用镇静剂及止痛剂，卧床、减少主动活动以降低耗氧量，合理控制血压，避免用力排便的情况。

2. 再灌注治疗

在危急的急性肺栓塞中，首选的治疗方式是静脉溶栓治疗。对于中危患者PTE，应根据患者病情及受益程度决定是否溶栓；其他情况不推荐溶栓。在溶栓患者中出血发病率为 5%～7%，出血致死率约为 1%。

3. 介入手术取栓

因为各种情况而不能溶栓时，可以采取经皮导管介入治疗。在采取经皮导管介入取栓术时，要确定患者是否存在卵圆孔未闭的情况。因为通过介入手术取栓时可能会引起血栓脱落，脱落的血栓可以经过未闭的卵圆孔流入左心，从而导致体循环栓塞，所以对此类患者不适用经皮导管介入取栓术。

4. 外科手术取栓

对于大的肺动脉栓塞可考虑行肺动脉血栓切除术，能使肺动脉的血液供应迅速恢复，异常的血流动力学得到改善。但病死率高达30%～44%，因此一般要等到内科治疗或介入治疗无效时才会考虑。

5. 抗凝治疗

治疗肺栓塞应及时启用抗凝治疗，对病情平稳的患者，遵医嘱给予静脉、口服抗凝治疗。

三、护理

（一）基础监测与护理

肺动脉高压

1. 体温监测

先天性心脏病相关的肺动脉高压患者由于肺动脉血流过多或肺静脉淤血等，以及心功能不全导致机体抵抗力低下，更容易引起肺部感染。一般表现为低热，但不易治疗，肺部炎症又容易加重肺动脉高压，可导致严重肺炎甚至死亡。密切监测体温，异常及时报告医生。遵医嘱行血常规、血培养等检查，并及时予降温及抗感染治疗。

2. 脉搏与心率监测

多数患者表现心率偏快、脉搏细弱，与心排量减少、组织灌注不足有关。每天动态评估患者心率变化情况，对危重患者使用遥测心电监护，密切监测心率、心律情况，并备好抢救物品，指导患者卧床休息，做好防跌倒宣教，如有异常及时配合医生处理。

3. 呼吸功能和动脉血气分析监测

患者早期最常见的症状为呼吸困难，临床表现为进行性活动后气短，当病情危重时，休息也可出现。可根据肺动脉高压心功能分级（表10-1）进行评估。肺动脉高压患者呼吸急促，易发生过度换气及呼吸性碱中毒。需注意观察患者的呼吸频率、节律、呼吸形态，观察有无发绀情况。动态监测患者的动脉血气分析结果，主要关注其中的氧分压、二氧化碳分压（partial pressure of carbon dioxide, PCO_2）、乳酸水平。协助患者取舒适体位，遵医嘱给予氧疗，保持氧饱和度在90%以上，选择合适的氧疗方式改善低氧血症及胸闷、呼吸困难等情况。指导患者正确呼吸，避免张口呼吸。操作集中完成，使患者减少不必要的言语和活动，尽量减少机体耗氧量。

10-1　肺动脉高压心功能分级

分级	分级标准
Ⅰ级	患者体力活动不受限，日常体力活动不会导致呼吸困难、乏力、胸痛或接近晕厥
Ⅱ级	患者体力活动轻度受限，休息时无不适，但日常活动会出现呼吸困难、乏力、胸痛或接近晕厥
Ⅲ级	患者体力活动明显受限，休息时无不适，但低于日常活动量时就会出现呼吸困难、乏力、胸痛或接近晕厥
Ⅳ级	患者不能进行任何体力活动；存在右心衰竭征象，休息时可出现呼吸困难和（或）乏力，任何体力活动均可加重症状

引用来源：尤黎明，吴瑛. 内科护理学 [M]. 6 版. 北京：人民卫生出版社. 2017.

4. 血压监测

因心排量减少及受血管扩张剂、利尿剂等药物影响，常发生血压偏低或出现直立性低血压，需及时评估患者血压变化情况。根据患者耐受程度来运动，运动时动作宜缓慢，防止长时间站立，最好坐位休息。患者出现头痛、头晕、出汗，伴有面色苍白的情况或出现眩晕、黑蒙等症状，提示晕厥先兆，协助患者坐位或卧位休息。服用血管扩张剂药物后1～2 h多卧床休息，因服药后1～2 h最易发生直立性低血压，若需要进行必要活动，起床动作不应过于急促，谨防跌倒。

5. 24 h 出入量监测

肺动脉高压会引起右心衰竭，表现为体循环淤血，水钠潴留导致踝部、下肢水肿甚至肝脾肿大、腹水等，同时尿量减少。因此，需每小时准确记录患者出入量情况，为利尿及抗心衰治疗提供依据。注意观察下肢水肿消退情况，询问进食时胃口情况、有无恶心呕吐，对有腹水的患者需每天测量腹围并记录。密切注意尿量情况，心衰利尿治疗易致低钾，注意见尿补钾。

6. 预防压力性损伤

要保持患者皮肤的整洁干净，避免潮湿，保持床单位整洁平整。有条件时使用静压床垫，使用翻身枕翻身，正确选择敷料对易受压部位进行减压，需严格卧床的患者可运用正确的除压手法对受压部位进行除压。

7. 营养监测

由于缺氧、心功能不全和反复感染等，各个年龄段患者均是营养不良的高危群体。对不超过14岁患者进行体重、身高及营养素水平（钙、铁等）监测，了解生长发育及营养状况。对成人常规行营养风险筛查，根据总评分进行干预，当NRS-2002总评分不低于3分时请营养科会诊，根据患者情况指导个性化营养方案的落实和执行。

8. 心理护理

研究显示，PH 可导致患者焦虑、抑郁及认知后遗症，焦虑发病率为 20%～40%，抑郁发病率为 21%～55%，认知后遗症发病率为 58%。因此，要第一时间对患者心理情况进行干预，必要时请精神心理科医生会诊。

肺栓塞

1. 疼痛监测

胸痛是常见的肺栓塞表现。胸膜炎性胸痛与局部胸膜水肿、炎症渗出和呼吸有关，发病率为 40%～70%，咳嗽时胸痛较前加重。心肌梗死样疼痛在患者发病初期最多见，冠状动脉痉挛、心肌缺血引发的疼痛发病率约 4%。对于胸痛较重并影响呼吸功能的患者，应及时做好止痛处理。

2. 体温监测

患者经常因肺栓塞、肺部出血、血管炎、肺不张或各种致病微生物入侵导致感染而引起发热，发病率为 24%～43%，最常见的是低热，极少部分患者体温骤升，最高可达 39 ℃以上，将持续 1 周时间。高热患者可使用药物或者物理降温，观察降温效果，有无神志改变，肢体有无肿胀、疼痛、感觉异常改变等症状，警惕降温引起的虚脱现象；同时，要做好高热患者的饮食、皮肤护理，为防止再次受凉，应及时更换汗液浸湿的衣物。

3. 脉搏与心率监测

在肺栓塞中有 28%～40% 患者会发生心律失常，心率多大于 100 次/分，在合并主动脉瓣关闭不全而引起心功能异常的患者中，可能导致心率/心律失常。输液时应该注意输液速度，按心功能状况分级进行有效容量管理，密切观察病情。发现心律不齐、脉搏短绌等心律失常的情况时，应及时报告医生进行处置，并进行记录。

4. 呼吸监测

肺栓塞最常见的症状是呼吸困难。80%～90% 的患者会出现呼吸困难的症状，并伴有发绀。52% 急性肺栓塞患者的呼吸频率提高，最快可达 40～50 次/分，而且呼吸困难的程度与栓塞的范围大小呈正相关。其原因与通气/血流比率失调有关，也与气道痉挛有关。急性发作时应协助患者取半卧位，持续吸氧，酌情给予镇静、镇痛剂，缓解支气管痉挛及扩张肺部血管的药物。对因呼吸功能不全而血氧饱和度严重下降的患者可使用机械辅助通气治疗。

5. 血压监测

11%～20% 的肺栓塞患者可发生晕厥，主要原因是心排血量突然下降引起脑供血不足；1%～5% 的患者可能发生血压下降和（或）休克。应注意做好心电、血压监护；指导眩晕患者卧床休息；病情允许可起床者，评估及宣教后，做好起床"三部曲",有家属陪同方可下床,预防跌倒。低血压和(或)休克应做好积极抢救措施。

6. 血氧饱和度监测

肺动脉的各个血管发生堵塞,可使肺泡换气量减少,从而导致右向左分流的肺内气体交换面积减少。建议积极氧疗,呼吸道应保持通畅,保证血氧饱和度维持在90%以上,同时观察是否存在咳嗽、咳痰、咯血等症状。

7. 意识监测

发生肺栓塞时若有大栓子堵塞肺动脉,可出现意识改变,表现为大汗、焦虑、猝死风险高。对于急性呼吸窘迫患者,需观察瞳孔变化,迅速建立静脉通路,应用抗凝药物,吸氧,气管插管及机械通气;最大限度地减少移动,护理操作应轻柔;严密观察患者生命体征变化的情况,观察患者氧疗效果,积极纠正缺氧;定期检查气道,保持呼吸道通畅,当存在舌后坠时,可借助口咽通气管解除因舌后坠堵塞气道而导致的呼吸困难。明确肺栓塞位置之后,建议健侧卧位。

8. 压力性损伤监测

急性期PTE或溶栓后2周内,患者应卧床休息,部分呼吸困难患者多采取半坐卧位或端坐位。心功能不全患者出汗多,平时要注意患者皮肤保护,保持皮肤干洁,床单位平整。每2 h翻身1次,可使用除压手套或新型泡沫敷料解除骶尾部等受压部位的压力,避免局部皮肤长期受压、破损。对于心电监护的患者,需要每3 d更换1次电极片位置,每班查看血压袖带测量部位皮肤有无瘀点瘀斑。

9. 活动

对于考虑下肢深静脉血栓形成的患者,提前筛查下肢静脉彩超,根据彩超的结果来明确诊断。发现下肢深静脉血栓发生后的1~2周及溶栓治疗后的2周内,应绝对卧床休息,并告知患者在此期间绝对卧床的利与弊,尽早消除患者对疾病和限制性活动的顾虑,取得配合。能在床上运动的患者告知其注意事项,避免在床上锻炼的幅度过大,导致血栓脱落。

10. 排便管理

每天关注患者排便情况,排便全程均需要避免用力排便,腹压增加易导致血栓脱落造成栓塞发生。指导进食富含纤维素的食物、多饮水,两餐间或餐后1 h给予环形按摩腹部,必要时采取缓泻剂、开塞露、中药外治通便贴等通便措施。

11. 健康教育

指导患者避免突然坐起、反复用力咳嗽、便秘、深蹲、左右腿交叉等引起腹腔压力增高的行为,从而避免血栓脱落;对于吸烟患者,指导其戒烟,难以戒烟者,可指引患者至戒烟门诊治疗;评估患者病情,当卧床期间需外出检查时使用平车或车床转运。非急性期患者在耐受的情况下增加每天活动的频次,避免长时间保持同一个姿势。指导患者踝泵运动，将患者双腿抬高，高于心脏水平，使下肢静脉血液回流，当发生静脉曲张时可常规穿戴加压弹力袜。对于已有下肢血栓性浅静脉炎的患者，在进行溶栓治疗时，为防止血栓脱落，引起栓塞的发生，应尽量减少肢体活动。

12. 心理护理

根据患者的心理情况及时进行干预，必要时给予焦虑、抑郁评估，并加强与家属之间的沟通，及时给予家庭帮助和照顾可以缓解患者对疾病的恐惧、焦虑。

（二）并发症监测与护理

肺动脉高压

1. 心力衰竭

患者会出现典型的双下肢浮肿，伴随向腹部、胸部乃至颜面部逐渐加重的水肿和浮肿，同时会有腹胀、纳差、腹泻甚至肝区疼痛等情况。病情凶险、危重的肺动脉高压危象，会引起急性左心功能不全。准确记录出入量情况，注意观察下肢水肿消退情况，观察有无恶心、呕吐，有腹水的患者需每天测量腹围。协助患者取舒适体位，多卧床休息，遵医嘱给予氧疗，指导正确的呼吸方式，避免张口呼吸，集中操作、使患者减少不必要的言语和活动，以及保持大便通畅等。

2. 心律失常

肺动脉高压引发肺通气血流比降低，反射性引起心率加快、心律失常，出现心慌心悸等症状。因此，需要监测患者心率及心电图变化情况，注意有无心率加快及室性心律失常，若有，及时报告医生，遵医嘱用药。

3. 肺部感染

肺动脉高压患者因肺部血管阻力增加，导致肺部感染风险增加，主要表现为口腔溃疡、肺部炎症等。日常生活中应避免受凉感冒及交叉感染等诱因。予优质蛋白流质或半流质饮食，适量增加摄入维生素。病情允许时适量饮水，协助患者做好口腔护理。密切观察患者咳嗽及痰液的颜色、量和性质。落实深呼吸、有效咳嗽、胸部叩击等预防肺部感染措施。

4. 呼吸衰竭

关注有无气促、发绀等缺氧症状，并评估患者的呼吸频率、节律，以及有无二氧化碳潴留的表现；警惕由急慢性呼吸衰竭所引起的精神疾病、谵妄、嗜睡、昏迷、抽搐等精神－神经反应；严重缺氧及酸中毒可引起周围循环衰竭、血压下降、心肌损伤、心律失常，甚至心脏骤停等并发症。动态监测血氧及血气分析结果，遵医嘱及时予氧疗，必要时予呼吸机辅助呼吸及其他对症处理。

肺栓塞

1. 反复发作静脉血栓形成

静脉血栓栓塞在各种不明确原因的肺栓塞患者中反复发生的概率比有明确病因的患者中发生的概率高，接近 2 倍。使用规范化的抗凝治疗后，PTE 再次发作的概率较之前明显下降。使用抗凝药期间，应注意观察患者牙龈、全身皮肤黏膜是否出血，有无血痰，月经量是否增多，以及有无黑便、血尿等情况发生，重点观察是否有腹痛、乏力、头昏、头痛、喷射性呕吐、偏瘫等消化道和脑出血症状。

2. 肺动脉高压

患者呼吸功能障碍、低氧血症和右心衰竭，提示发生了由急性肺栓塞引起的肺动脉高压。日常生活应注意休息，保持情绪稳定，注意预防感染，指导患者低盐饮食，每天食盐摄入不大于 5 g，少量多餐，多食用富含高营养且易消化的食物。当患者出现血氧降低，右心功能衰竭时，应及时给予氧疗，并依据血氧饱和度和血气分析的数值，对给氧的方式、氧的流量等进行动态的调整。注意观察药物治疗期间是否有低血压、出血等症状。

3. 肺梗死

大咯血发作提示可能有肺梗死，或存在有大栓子。若血流动力学不稳定，需要及时进行溶栓治疗。

4. 动脉血栓事件

肺栓塞发生后，3% 左右的患者会出现动脉血栓事件，而对于病因不明的静脉血栓患者，其发生率会更高。动脉血栓容易发生急性冠状动脉综合征，抗血小板治疗有助于降低血栓发生率。抗血小板治疗过程中注意观察有无出血症状、体征。

5. 出血

出血最常发生在溶栓过程中，发生率为 5%～7%，致死率约为 1%，最严重的为颅内出血。若患者在溶栓过程中发生头痛，应立即停止溶栓治疗和抗凝治疗，急查头颅 CT，并提醒医生请神经相关专科会诊。关注患者是否出现大咯血、胃肠道大出血或腹膜后出血导致的出血性休克或血压持续下降，若有，应马上暂停溶栓治疗和抗凝治疗，进行紧急相关处置。若出现小面积皮肤黏膜出血、显微镜下血尿、少量血痰或咯血等轻微出血，可持续观察，必要时调整方案。当皮肤表面发生较大面积出血时，可直接按压止血；牙龈出血量较多时可用纱布填塞止血；鼻腔大出血时可用油纱填塞等直接处理。

6. 心脏损伤

应密切观察有无心脏损伤的症状体征、观察心电图和定期复查肌钙蛋白、心肌酶谱。当发生心脏损伤时，给予相应护理措施，包括：补液时运用输液泵的方式，控制输液速度及输液量；尽可能减轻心脏负荷；关注用药疗效，避免使用增加心脏负担的药物；日常注意低盐饮食、保持情绪稳定、注意休息、预防感冒、避免饱餐和用力排便等。

7．血栓形成后综合征

下肢深静脉血栓形成后易导致肺栓塞，在血栓形成后数月至数年，会引起局部循环障碍，从而引起血栓形成后综合征。为降低此并发症发生，若下肢深静脉血栓形成，应告知患者遵照医嘱服用抗凝药的重要性。日常生活中减少危险因素，如勿久站久坐，休息时可抬高患肢。对于有血栓形成后综合征同时存在下肢静脉瓣膜关闭不全的患者，可考虑行下肢静脉瓣膜修补术。

四、案例分析

肺动脉高压

患者张某，女，65 岁，因"反复气促 5 年再发伴胸闷 3 天，双下肢中度水肿"入院于 2021 年 12 月 10 日 11:00 收入院。诊断为先天性心脏病（室间隔缺损）；心脏瓣膜病（二尖瓣及三尖瓣关闭不全；心功能Ⅲ级）。

入院时查体：体温 36.3 ℃，脉搏 86 次/分，呼吸 23 次/分，血压 123/68 mmHg，SpO_2：90%。神志清、乏力、气促、纳差，双下肢中度水肿，肢体肌力 4 级。入院后予心电监护，予呋塞米利尿、地高辛口服、新活素、米力农泵入以强心、抗心衰，以及护胃等对症支持治疗。

心脏彩超提示：房间隔缺损，大量双向分流，双房及右室扩大；肺动脉增宽；三尖瓣中度关闭不全；轻中度二尖瓣反流。

护理评估：ADL 评分 30 分，深静脉血栓风险评分 4 分，Braden 评分 15 分，跌倒评分 8 分。

患者于 2021 年 12 月 12 日 22:00 突发气促、胸闷不适，不能平卧。体温 36.6 ℃，脉搏 121 次/分，呼吸 26 次/分，血压 92/54 mmHg，血氧饱和度 87%。急查血：BNP 11200 pg/mL。

病例分析：患者患有先天性心脏病、肺动脉高压，目前出现右心衰竭急性加重，需制定完善的护理管理策略，减少其他并发症及心功能不全引起的组织器官损伤，降低病死率、改善患者预后。使用系统评估方法，全面了解患者存在的和潜在的疾病及护理方面的风险，根据护理原则制定完善的护理管理策略，详见表 10 - 2。

表 10 - 2　先天性心脏病相关肺动脉高压风险评估及护理防控策略

系统	风险	发生原因	防控策略
循环系统	心力衰竭：右心衰竭/急性左心功能不全	房间隔缺损部血液分流、二尖瓣反流等	1. 密切监测生命体征变化，尤其注意血压、心率、呼吸、血氧变化 2. 协助取端坐卧位，双下肢下垂，减少回心血量 3. 协助生活护理，减少活动，降低耗氧量 4. 高流量氧疗，维持血氧饱和度 90% 以上，密切监测血气分析结果，避免低氧血症和高碳酸血症，必要时予呼吸机辅助通气 5. 动态监测肌钙蛋白、BNP、心肌酶谱等心功能及心肌损伤标记物，必要时行心电图检查 6. 开通 2 条外周静脉通路或中心静脉通路，无特殊情况需控制输液速度小于 40 滴/分，使用血管活性药物，根据目标血压动态调节泵速 7. 留置尿管，准确记录 24 h 出入量，尿量 <0.5 mL/（h·kg）时报告医生并观察肢体水肿情况，询问胃口情况，应注意有无电解质紊乱 8. 保持大便通畅，适当增加水果蔬菜摄入或使用通便剂，指导避免用力大便 9. 注意保暖，避免感染、快速输液、饱餐、用力排便等诱发心衰的因素 10. 注意心理护理，尽量保持情绪稳定
	心律失常	先天性心脏病、心脏瓣膜疾病	1. 监测心率/心律，必要时心电图检查，遵医嘱用药，注意观察药物疗效 2. 保持病室环境安静，减少刺激，必要时单间放置 3. 评估患者睡眠情况，适当使用助眠药物 4. 病情稳定后指导进食清淡、易消化食物，避免浓茶、咖啡、刺激性食物的摄入 5. 注意电解质平衡 6. 及时沟通交流，避免焦虑、紧张，保持情绪稳定

续上表

系统	风险	发生原因	防控策略
呼吸系统	呼吸衰竭	肺通气血流比降低致低氧血症	1. 密切监测生命体征变化，尤其注意血压、心率、呼吸、血氧变化 2. 协助取端坐卧位，双下肢下垂，减少回心血量 3. 协助生活护理，减少活动，降低耗氧量 4. 高流量氧疗，维持血氧饱和度 90% 以上，密切监测血气分析结果，避免低氧血症和高碳酸血症，必要时予呼吸机辅助通气 5. 指导有效呼吸，控制呼吸频率，深吸气缓呼气 6. 保持情绪稳定，避免情绪激动，给予心理安慰
神经系统	脑卒中	脑灌注不足	1. 监测血压、心率变化，警惕血压低、心率快等低心排征兆 2. 低心排时，病情允许时抬高床头 15°～20°，翻身动作轻柔，避免突发动作 3. 评估神志、瞳孔大小及对光反射，有无头晕头痛、黑蒙情况 4. 评估患者肌力、定向力，若有口角歪斜、四肢麻木，头痛、头晕或其他脑功能受损的表现，警惕缺血性脑卒中的发生 5. 保持呼吸道通畅，必要时床边备抢救车
泌尿系统	急性肾功能损伤	血流动力学不稳定、各脏器衰竭	1. 绝对卧床休息，减轻肾脏负担 2. 严密监测患者尿液情况，尿量小于 0.5 mL/(h·kg) 时报告医生 3. 监测肾功能和电解质结果，关注肌酐、尿素氮、肾小球滤过率、血钾等 4. 严重高钾血症（大于 6.5 mmol/L）、严重代谢性酸中毒（pH<7.15）、容量负荷过重且对利尿药治疗无效时，行透析治疗及相关护理
全身	营养不良	疾病消耗增加、右心衰竭导致胃口差	1. 详细评估患者食欲情况，饮食的量、种类、喜好 2. 了解有无恶心、呕吐、腹胀、便秘等消化道症状。遵医嘱及时用药缓解症状 3. 加强饮食宣教，制订饮食计划，饮食以营养、易消化为宜，根据患者喜好合理搭配，少量多餐，循序渐进 4. 保持大便通畅，增加水果蔬菜摄入，便秘时及时给予通便处理 5. 进行营养风险评估，必要时请营养科会诊及干预

续上表

系统	风险	发生原因	防控策略
全身	压力性损伤	被动体位、皮肤潮湿	1. 动态评估压力性损伤的风险，根据风险选择合适的预防压力性损伤的器具，如静压床垫、泡沫敷料或水胶体敷料 2. 协助患者每2h翻身1次，病情允许时可调整床头小于30°，避免拖、拉等动作 3. 端坐位时做好体位管理，使用除压手套进行局部减压 4. 保持床单位整洁平整，呕吐后或出汗多时及时更换衣物和床单 5. 预防器械相关性压力性损伤
	下肢深静脉血栓形成	利尿、活动受限	1. 密切关注出入量情况，关注凝血功能变化 2. 关注心功能指标，尽早实现床上主动活动 3. 协助翻身、拍背，指导深呼吸及咳嗽动作，促进血液循环 4. 避免下肢静脉穿刺 5. 保持大便通畅，指导进食高蛋白、高维生素、高纤维素、易消化软食，保持大便通畅，酌情使用开塞露或缓泻剂 6. 必要时遵医嘱使用抗凝药物，使用过程中注意观察有无出血症状，如有无腹痛、乏力等 7. 注意观察有无下肢静脉血栓形成的症状，如足背动脉搏动减弱、肢体肿胀、肤色变暗、麻木、皮温变化、小腿压痛等 8. 警惕肺栓塞，观察有无咳嗽、胸痛、呼吸困难等症状
其他	焦虑、抑郁	病程长、病情反复发作、治疗效果差	1. 主动关心患者，了解患者心理状况及紧张焦虑的原因 2. 注意心理疏导，适当应用非语言沟通 3. 注重家属及陪护人员的沟通宣教，加强家庭社会支持系统 4. 使用焦虑/抑郁自评量表评估患者心理状况 5. 必要时请心理科会诊，遵医嘱予抗焦虑或抗抑郁药物

肺栓塞

患者孙某，女性，67 岁，因"反复双下肢水肿 1 月，胸闷、憋气 1 天"于 2022 年 2 月 18 日 11:00 步行入院。入院后查肺动脉造影 CT 示：肺栓塞。

入院时查体：体温 36.5 ℃，脉搏 96 次/分，呼吸 22 次/分，血压 124/86 mmHg。血氧饱和度 96%。神志清，诉胸闷、憋气，伴大汗，活动后明显，持续几分钟后缓解，伴持续性右侧胸痛，位于右侧肋弓处，呼吸时加重，偶有咳嗽，伴有少量血性痰。入院后予心电监护，绝对卧床休息，告病重，予降脂、抗凝等对症支持治疗。既往有双膝骨关节病史。

护理评估：ADL 评分 60 分，深静脉血栓风险评分 6 分，Braden 评分 16 分。

辅助检查：心肌损伤标志物显示肌钙蛋白 I 0.047 ng/mL；床旁双下肢动静脉血管彩超提示左右下肢股动脉、腘动脉粥样改变。

病例分析：患者诊断为肺栓塞，给予支持治疗和抗凝治疗的治疗方案，肺栓塞目前处于血流动力学稳定期。患者并存多种危险因素，护理不当有猝死的风险，应用系统评估，根据护理原则制定完善的护理管理策略。风险评估及护理防控策略详见表 10 - 3。

表 10 - 3 肺栓塞风险评估及护理防控策略

系统	风险	发生原因	防控策略
呼吸系统	呼吸衰竭	肺梗死、肺部感染、肺通气/灌注比例严重失调	1. 给予氧疗，根据血氧饱和度及血气分析结果选择给氧方式及氧流量，以维持血氧饱和度在 90% 以上 2. 卧床休息，以半坐卧位或坐位为宜 3. 保持情绪稳定，适当给予镇静镇痛，避免用力咳嗽咳痰 4. 观察患者呼吸频率、节律和血氧饱和度变化 5. 监测血气分析变化情况，观察有无低氧血症及低碳酸血症发生 6. 观察有无咯血、咳嗽、咳痰情况，评估痰液的颜色、性状、量 7. 动态了解肺部影像学的结果 8. 保持口腔卫生，防止因口腔内细菌滋生造成感染

续上表

系统	风险	发生原因	防控策略
循环系统	心力衰竭	肺动脉高压、心肌缺血	1. 了解患者胸闷胸痛症状有无缓解 2. 观察心率/心律变化，动态了解患者心电图的变化 3. 遵医嘱服用抗凝药物 4. 保持情绪稳定，遵医嘱必要时予镇静镇痛，避免用力咳嗽咳痰 5. 监测心功能相关指标：BNP、心肌酶谱及肌钙蛋白 6. 动作轻柔，避免突然改变体位 7. 容量管理：记录 24 h 出入量，给予饮水量指导，控制补液速度、每天输液总量等 8. 避免感染及用力排便等诱发因素
神经系统	脑卒中	栓子脱落	1. 急性期绝对卧床休息，避免突然改变体位 2. 协助做好生活护理，保持大便通畅，指导增加食用富含粗纤维的食物，如蔬菜、水果等 3. 保持情绪稳定，遵医嘱适当镇痛镇静 4. 观察神志及四肢活动状况，观察有无肌力改变、言语不清、进食时呛咳等表现 5. 禁止按摩双下肢及泡脚等，以防栓子继续脱落 6. 遵照医嘱使用抗凝剂，观察是否有出血迹象
消化系统	消化道出血	疾病应激状态	1. 了解患者是否有消化道出血病史 2. 主动询问排便的次数，必要时关注大便的颜色、性质、量 3. 观察患者有无腹痛、乏力等，及时进行大便隐血检测 4. 遵医嘱常规使用质子泵抑制剂以预防消化道出血 5. 少食多餐，指导进食易于消化的高营养食物 6. 如排黑便，及时报告医生，留取大便标本送检，必要时遵医嘱给予禁食及对症处理

续上表

系统	风险	发生原因	防控策略
全身情况	压力性损伤	卧床、双下肢水肿、被迫体位	1. 动态评估压力性损伤的风险 2. 根据风险选择合适的预防压力性损伤的器具，如静压床垫、泡沫敷料或水胶体敷料，特别注意骶尾部、足跟部位的皮肤 3. 协助翻身，避免拖、拉等动作 4. 保持床单位干洁平整 5. 注意器械相关性压力性损伤
	复发静脉血栓形成	与初发因素有关，未进行标准化抗凝治疗，骨关节炎导致制动	1. 指导遵医嘱规律应用抗凝药物，使用过程中注意识别有无出血倾向：观察牙龈、皮肤、黏膜、大便颜色及月经量等，特别注意观察有无消化道出血症状，如有无腹痛、乏力、黑便等 2. 指导骨关节炎日常护理，识别下肢静脉血栓症状，及时就医 3. 加强日常生活指导，如不可交叉腿、非急性期适量活动、保持大便通畅、远离二手烟、适量饮水等

参考文献

［1］中华医学会呼吸病学分会栓塞与肺血管病学组，中国医师协会呼吸医师分会肺栓塞与肺血管病工作委员会，全国肺栓塞与肺血管病防治协作组，等. 中国肺动脉高压诊断与治疗指南（2021 版）［J］. 中华医学杂志，2021，101（1）：11 – 51.

［2］顾虹.《中国肺动脉高压诊断与治疗指南（2021 版）》解读——聚焦先天性心脏病相关肺动脉高压［J］. 中国实用内科杂志，2021，41（10）：855 – 858.

［3］熊长明.《中国肺动脉高压诊断与治疗指南（2021 版）》解读——左心疾病所致肺动脉高压［J］. 中国实用内科杂志，2022，42（2）：128 – 130.

［4］陈灏珠. 实用心脏病学［M］. 5 版. 上海：上海科学技术出版社. 2016.

［5］尤黎明，吴瑛. 内科护理学［M］. 6 版. 北京：人民卫生出版社. 2017.

［6］葛均波，徐永健，王辰. 内科学［M］. 6 版. 北京：人民卫生出版社. 2018.

［7］中华医学会呼吸病学分会肺栓塞与肺血管病学组，中国医师协会呼吸医师分会肺栓塞与肺血管病工作委员会，全国肺栓塞与肺血管病防治协作组. 肺血栓栓塞症诊治与预防指南［J］. 中华医学杂志，2018，98（14）：1060 – 1087.

［8］中国医药教育协会急诊医学分会，中华医学会急诊医学分会心脑血管学组，急性血栓性疾病急诊专家共识组. 中国急性血栓性疾病抗栓治疗共识［J］. 中国急救医学，2019，39（6）：501 – 531.

［9］张云霞，翟振国. 2018 年新版《肺血栓栓塞症诊治与预防指南》的解读与思考——以循证医学指南指导临床实践［J］. 中国临床新医学，2019，12（1）：10 – 12.

[10] 周斌，余翀，李毅清. 静脉血栓栓塞疾病的抗栓治疗——第 10 版美国胸科医师学会抗栓治疗指南解读 [J]. 临床外科杂志，2017，25（1）：40 - 41，42.

[11] 董星琲，李积凤. 慢性血栓栓塞性肺动脉高压的诊断与治疗——《肺血栓栓塞症诊治与预防指南》推荐 [J]. 中国医刊，2018，53（10）：1085 - 1087.

（曾志梅　李娟）

第十一章　心源性休克

心源性休克（cardiogenic shock，CS）是所有心脏病的终末期表现，致病率约为7.0%，病情危重且凶险，同时是AMI的最严重的并发症之一，常在AMI发病48 h内发生，致死率高达80%，是导致AMI患者死亡的最主要原因。

一、定义及病因

（一）定义

CS是由心脏泵血功能衰竭引起的休克，是由于心脏排血功能障碍，不能维持其最低限度的心排血量，导致血压下降，重要脏器和组织供血严重不足，引起全身性微循环功能障碍，从而出现以缺血、缺氧、代谢障碍及重要脏器损害为特征的病理生理过程。

（二）病因

引起CS的病因有很多。心肌情况引发的心源性休克包括七大类：急性心肌梗死、急性失代偿性心衰、心包切开术后、流出道梗阻、心脏骤停后心肌顿抑、脓毒性休克或全身炎症反应综合征时的心肌抑制及心肌损伤。其中，急性心肌梗死是最重要的病因。

二、疾病特点及处理原则

（一）疾病特点

在导致CS的重要因素中，组织低灌注是核心原因，其次为低血压。心脏输出量因心泵衰竭而锐减，血压降低，从而导致重要器官缺血、缺氧。患者往往在疾病早期就会死亡。

（二）处理原则

当心源性休克出现血流动力学不稳定时，根据患者情况立即给予血管活性药物（常用多巴胺和去甲肾上腺素），使血流动力学保持平稳。

1. 药物治疗

在治疗 CS 患者的用药中，可使用拟交感活性正性肌力药物及缩血管药物，升高血压和增加心排血量，来维持患者血流动力学稳定，并优化各个脏器灌注情况。

2. 及时处理低血容量状态

心源性休克患者大多合并血容量不足，应及时按需补充体液。补充体液时可以晶体、胶体交替运用补充，以纠正低血容量。

3. 纠正低钾血症及保持酸碱平衡

心源性休克的患者往往伴随水、电解质及酸碱度的失衡，尤其易发生酸中毒。需要迅速纠正酸中毒，并保持电解质和水的平衡，以维持体液微环境的正常。常用来纠正体液失衡的药物有生理盐水、碳酸氢钠溶液等。

4. 治疗原发性心脏病

心源性休克治疗的基础是先处置原发性心脏病。对于心肌梗死引起的心源性休克，应选择溶栓或经皮冠状动脉介入手术治疗；对于心律失常引起的休克，则需要通过手术纠正心律失常；对于其他疾病导致的休克，同样需要尽快改善原发病因，去除休克基础原因。

5. 血流动力学不稳定

在患者及家属同意的情况下，及时协助医生快速置入 IABP 装置，保持血流动力学稳定。

三、护理

（一）基础监测与护理

1. 血压监测

应严密监测患者血压、脉压差的波动情况，当血压下降、脉压差缩小时，提示心源性休克，应引起重视。对于血压下降、给予补充血容量后仍不升者，则遵医嘱使用正性肌力药，并观察用药效果。

2. IABP 的监测及护理

对于发生心源性休克甚至心肺复苏后血压仍控制不佳的患者，应尽早使用 IABP 治疗。在心脏病患者日常观察护理工作中，尤应关注血压变化。对于此类患者，及时提醒和嘱其配合使用 IABP 以维持冠状动脉循环及减少其他脏器受损。

（1）IABP 导管的固定：股动脉穿刺点及氦气管之间"Y"形处应缝合固定，常规检查缝线是否有脱落现象；IABP 导管可使用合适的 3M 敷料（宽约 5 cm、长约 30 cm）并沿着大腿纵向运用高举平台法固定，外加蝶形布胶布塑型固定于大腿前侧，避免管路滑脱；每班检查胶布及敷料贴合情况，观察有无移位、松脱。

（2）IABP 机界面相关监测及报警处置：监测和观察心电图波形及电活动、心率、有创血压、平均动脉压、反搏压波动情况。动态注意患者的心电图变化；IABP 运用时，以窦性心律为触发心律，尽量将心率维持在 80 ～ 110 次/分，使能连接一个 R 波向上的最佳心电图导联，并保证 QRS 波波幅大于 0.5 mV 才能及时有效触发球囊（当 QRS 波波幅 <0.5 mV 不能有效触发球囊周期性启动）；在无误的位置粘贴电极片，妥善固定，避免脱落或接触不良；监测压力时避免改变体位，影响数值的准确性。当班护士应熟知 IABP 报警内容及应对方法，包括触发、漏气、导管为主、驱动装置、低反搏压、气源不足和系统报警等。当机器发出报警时，立即确定故障原因，避免因 IABP 故障诱发循环障碍。

（3）抗凝指标、出血监测：对于 IABP 管道及 PCI 穿刺处、消化道系统等易发生出血的情况，需密切监测患者穿刺处有无渗血、血肿等，关注患者有无出血的情况，若出现上述症状，及时报告医生处理。在使用 IABP 时应常规启用肝素预防 IABP 导管相关性血栓。应注意，使用肝素易导致出血风险增加，甚至可能发生出血性低血压，从而导致病情较之前加重。因此，需要监测 ACT，凝血功能需在置入 IABP 后 30 min 监测，随后每 2 ～ 3 h 检测 1 次，使 ACT 维持在 160 ～ 180 s 为宜，稳定后，6 h 检测 1 次；用加压袋维持压力为 300 mmHg，使肝素组液以 2 mL/h 匀速冲洗中心腔，保持 IABP 管腔畅通。工作中注意观察穿刺部位是否有渗血，各种引流管（如胃管、尿管、胸腔引流管、腹腔引流管等）引流液的颜色，以及其他出血情况。若腰酸背痛患者有血压下降，应立即与床旁超声联系以排除是否存在腹膜后出血；当患者突然出现一侧肢体无力或麻木、一侧面部麻木感或口角歪斜、说话不清晰或理解语言困难等脑卒中的症状，或大便呈柏油样、呕吐物呈咖啡样等消化道大出血症状时，及时协助医生进行相应处理。

（4）动脉搏动监测：IABP 置管术后，尤其是股动脉穿刺置管，因穿刺、置管及制动可能出现并发症（如血管损伤、动脉血栓形成），最终导致动脉栓塞，使远端肢体的缺血缺氧甚至坏死。因此，为预防其发生，应进行严格的术后动脉搏动管理：在双侧桡/足背动脉搏动处做好标志，以便进行双侧对比；常规对术侧肢体的颜色、皮肤温度、感觉及桡/足背动脉搏动情况每小时监测并如实记录。当发现术侧肢体动脉栓塞（如肢体颜色苍白、皮温下降、未能扪及足背动脉搏动）时，应及时报告医生，协助处理。

（5）IABP 反搏效果监测：①密切观察 IABP 反搏压图形、数值和充气时间点（在波形的切迹处充气，动脉压力波上升之前排气），将反搏压维持在血压

10 ～ 20 mmHg 以上，IABP 才能有效地使用，要严密监测心率、心律波动情况，当心率大于 150 次/分或小于 50 次/分时，使用 IABP 失效，应及时发现并预防严重心律失常等情况的发生，避免影响 IABP 的疗效；②常规设置生命体征监测并记录结果，每 30 min 1 次，必要时加密设置为 5 ～ 15 min 1 次；③准确记录患者每小时尿量情况，每班交接，及时报告医生尿量汇总情况；④使用输液泵严格控制患者输液速度和输液量，避免增加心脏前负荷，从而导致病情加重；⑤定时遵医嘱监测了解水、电解质及酸碱平衡及尿比重等情况，及时查看检验结果，若有异常，及时与医生沟通，遵医嘱给予干预。

（6）IABP 压力监测：①IABP 治疗期间，应每小时监测 IABP 反搏压、反搏压力波形、有创动脉收缩压、舒张压、平均压的情况，根据数值进行判断分析；②当患者变换体位后应注意将 IABP 的压力传感器装置重新校零，避免影响数值的准确性；③观察压力曲线，熟知各异常压力曲线代表的意义及处理方法；④可疑球囊破裂者，观察 IABP 导管内是否有血流出，若发生球囊破裂，马上报告医生，并暂停 IABP 的使用，协助医生拔除导管，并给予相应处置措施，必要时可协助医生重新留置管道。

（7）体位管理要求：①给予绝对卧床休息，最好采用平卧位或稍微抬高床头，一般床头抬高小于 30°，以保证反搏效果；翻身时幅度不宜过大，轴线翻身，使用低高度翻身枕，注意避免穿刺侧肢体屈曲、受压。②指导患者术侧肢体伸直，保持一条直线，避免屈曲，若有需要可使用约束带约束术侧肢体，约束后关注患者局部皮肤及末梢循环情况，并每 2 h 松解 1 次，每次松解活动 15 min，当患者躁动不能配合，必要时遵医嘱使用药物镇静；约束、制动期间，应给予主动或被动踝泵运动指导，预防深静脉血栓形成。③定时触摸术侧肢体远端动脉搏动，当发现患者术侧肢体的动脉搏动减弱或消失，尿量较前变少，其高度提示导管移位可能，可立即复查床边胸片来确定。

（8）预防 IABP 导管相关感染：根据患者穿刺点渗血、渗液的情况，定时更换穿刺处的敷料，保持干洁，操作时严格按无菌技术要求。更换时注意观察穿刺处鞘管或反搏导管情况，避免发生移位。还应密切监测体温及血常规变化，考虑存在 IABP 导管相关感染时，遵医嘱给予抽血培养及相关措施。

（9）IABP 拔管护理：①关注患者循环情况，球囊反搏至患者循环当相对平稳时先将 IABP 暂停，无特殊可拔除 IABP 导管。②IABP 反搏比改为 1：3 后应及时评估者循环情况，提醒医生 8 h 内或停搏超过 30 min 时应及时给予拔管，避免气囊导管周围血栓形成。③拔除经股动脉导管及鞘管后，应即徒手按压穿刺点上方 1 cm 处 30 min；徒手按压期间，注意观察足背动脉搏动是否良好以避免压迫过度而影响远端肢体供血、供氧或增加动脉血栓形成机会；再使用纱布、弹力绷带加压包扎，并在穿刺点上方放置 1 kg 沙袋持续压迫 8 h，拔管后叮嘱患者术侧肢体制动，持续24 h，避免屈曲；压迫止血及制动期间也需动态评估远端肢体动脉搏动、皮温、皮色，并指导踝泵运动以预防术肢动静脉血栓形成。③3 d 内密切观察穿刺处周围有无渗血、瘀斑、血肿的发生，必要时更换穿刺处敷料。④可下床活动，给予术侧肢体活动指导：循序渐进，1 周避免深蹲、用力蹬腿、抬腿、突然较大幅度改变术侧体位等动作。

3．脉搏监测

脉搏、心率、心律的情况与节律呈相关性，因此脉搏的快慢与心肌的收缩力、心脏的心排量是有关联的。应密切关注患者脉搏情况，当发现患者脉搏细速、呈无力感时，提示发生早期休克。在患者的临床表现中，脉搏比血压更先发生变化。

4．尿量监测

根据患者的情况常规留置尿管，准确的记录24 h 出入量，并严密监测患者的出入量情况，保证尿量不少于30 mL/h，休克早期患者尿量会少于25 mL/h。当患者出现肾功能衰竭时，可伴有尿量骤减、尿闭、尿比重固定伴有尿素氮骤升的表现。

5．意识监测

早期患者神志尚清，但会出现精神、神经症状，表现为精神紧张、烦躁、恐惧等。当患者出现反应迟缓、神志模糊，甚至昏迷的情况时提示休克较前加重。

6．末梢循环监测

口唇、黏膜、甲床及末梢发绀甚至四肢皮肤冰冷，这是由心源性休克而引起末梢循环血量骤减、血液流速减慢导致的。当休克加重时，患者四肢的皮肤会出现湿冷的状态，与外周血管持续收缩有关。应严密关注患者生命体征情况，即使相对平稳也应按休克处置。护理中应注意保暖，但忌用热。

7．动脉内血压监测

有创动脉血压监测相比于无创血压监测能更准、确实时地观察患者血压波动情况，因此尽早行动脉穿刺建立动脉导管进行有创动脉血压监测，其数值与无创血压测量比较更有意义。建议应维持平均有创动脉压不低于65 mmHg。

8．中心静脉压监测

在临床中常用中心静脉压及血压的情况来衡量患者血容量及心功能的情况，其正常值为5 ～ 12 cmH_2O。当发生心源性休克时，为了丰富右心室前负荷，并增加左心室输出量，可以根据患者情况适当让中心静脉压维持在正常值以上。患者合并心肺疾病或测量时输液，均会影响中心静脉压的准确性、中心静脉管路是否通畅及测量的零点水平校准是否正确。因此，测量中心静脉压时需要注意的是：尽量选择平卧位测量，评估患者是否合适平卧，平卧时是否会频繁咳嗽，评估管道是否打折、通畅；选用 CVC 主管道，必要时进行脉冲式冲管以保证管道的通畅性；调整及取好零点水平（平卧位时零点与患者腋中线处于同一水平，半卧位时与患者腋前线处于同一水平）；若病情允许，测量时暂停血管药物运用，尽可能避免咳嗽时测量；对于使用多功能监护仪监测中心静脉压，读数时也应考虑卧位、使用血管活性药物、咳嗽、调整零点水平等因素的干扰。

9. 心排血量和心脏指数监测

心排血量和心脏指数能及时反馈左心室收缩功能的情况，正常心排血量的范围为 $3.5 \sim 5.5$ L/min，正常心脏指数范围为 $2.5 \sim 4.0$ L/$(min \cdot m^2)$。当发生心源性休克时，心排血量明显变少，心指数显著下降 $[\leqslant 2.2$ L/$(min \cdot m^2)]$。

10. 压力性损伤监测

心源性休克患者需要绝对卧床休息，若发生严重呼吸困难则取半坐卧位或端坐位休息。此外，心源性休克患者出汗多，末梢循环差，这些都增加了皮肤压力性损伤的风险。因此，要使用 Braden 评估量表来进行评估，根据评分落实相关预防压力性损伤的护理措施；对于病情严重的患者，可使用除压手套或新型泡沫敷料解除骶尾部、骨突隆处等受压部位皮肤的压力；使用水垫或静压床垫等避免局部皮肤长期受压、缺血缺氧、破损。还要关注各管道受压部位皮肤情况。无张力粘贴、高举平抬法及减压敷料对管道处皮肤的保护均有利于减少导管相关性压力性损伤的发生率。对于心电监护的患者，需要每 3 d 更换 1 次电极片位置；每班查看无创性血压袖带测量部位皮肤有无瘀点瘀斑，定期更换测量部位。

（二）并发症的监测与护理

1. 呼吸衰竭和低氧血症

处理 CS 合并低氧血症的关键是通过药物和/或机械循环辅助来改善心脏功能，减轻心脏负荷。若使用无创通气或经鼻高流量氧疗的治疗效果不佳，或血气分析结果示 PaO_2 小于 50 mmHg 合并酸中毒时，立即告知医生，协助医生采取机械通气治疗方式来改善疗效。

2. 急性肾功能损伤

在住院期间发生急性肾功能损伤的 CS 患者发病率约为 55%。发病原因与高龄（超过 75 岁）、左室射血分数低、机械通气等有关。对于合并急性肾功能损伤的重症 CS 患者，应进行床旁 CRRT。行床旁 CRRT 时，应严密监测患者血压及出入量的情况，根据患者耐受情况采用较低的血泵转速和超滤量，逐渐改善患者的相关症状。当出现使用药物治疗都难以控制的肺水肿、高钾血症、代谢性严重酸中毒、尿毒症等严重并发症时，及早进行 CRRT 干预。

3. 脑水肿及脑衰竭

当发生脑灌流不足时，平均动脉压会低于 50 mmHg，从而引发神经系统功能紊乱，导致脑组织发生损伤。如果无法及时制止或平均动脉压力持续低于

50 mmHg（持续时间为 5 ~ 10 min 或更长）等，都会造成脑细胞的不可逆损伤、坏死等。因此，积极进行脑复苏是关键。脑复苏主要措施包括：①降温。适宜在自主循环恢复后的数分钟至数小时内，持续 12 ~ 24 h，使体温下降到 32 ~ 34 ℃。②脱水。尽早使用缓解脑水肿的甘露醇或山梨醇，使用过程中应快速静脉滴注，注意防外渗；亦可与呋塞米、白蛋白或地塞米松等联合应用以保证脱水效果。③抽搐的防治。遵医嘱使用冬眠药，注意意识的动态评估，如考虑有抽搐可能，需要上床栏、预防坠床。④有意识障碍者使用碳酸氢钠纠正酸中毒、高压氧疗等处理。

4. 消化道并发症

发生 CS 时会引起肝脏及胃肠道功能异常。流入肝脏的血液变少，会导致肝功能受损、肝坏死等，从而引发肝衰竭。当胃、肠道循环血量灌注不足时，除了引起消化、吸收功能异常，还可导致胃肠黏膜水肿、出血甚至是坏死，从而引发应激性溃疡和急性出血性肠炎。因此，应尽早遵医嘱静脉使用 PPI、H_2 受体拮抗剂、抗酸药和胃黏膜保护剂。同时，观察有无恶心、呕吐、腹胀、腹痛、黑便、黄疸等症状及体征，呕吐的胃内容物、排便的颜色、性质和量，有异常时及时告知医生，配合医生紧急处理。

5. 弥散性血管内凝血（disseminated intravascular coagulation，DIC）

心源性休克容易有全身血流缓慢及淤积，容易产生血栓，甚至会引起微血栓形成；临床可见出血、休克、多发性微血栓、溶血等。因此，定期复查血常规和凝血功能指标的同时，应严密观察患者有无皮肤黏膜出血、瘀斑、鼻衄、牙龈出血、血尿等和末梢循环情况，有无顽固性休克状态；遵医嘱在不同时期给予相关干预，如抗凝治疗与补充凝血因子治疗。

6. 心源性休克

心源性休克是紧急而严重的疾病状态，一旦发生，应立刻启用相关急救措施，详见表 11 - 1。

表 11 - 1 心源性休克紧急评估及处置

简写	评估内容	紧急措施和注意事项
A	气道	1. 下列情况需采用气管插管的办法保持气道畅通：①呼吸困难或者气体交换障碍；②格拉斯哥昏迷指数（Glasgow Coma Scale，GCS）≤8 或者有严重的意识改变；③换气障碍或者患者需要转运 2. 需要使用镇静剂时，应考虑使用气管插管 3. 条件允许者，插管前应给予血管活性药物

续上表

简写	评估内容	紧急措施和注意事项
B	呼吸	1. 确保足够的气体交换 2. 小潮气量通气 3. 根据右室左室衰竭比例选择合适的 PEEP 4. 左心衰可以考虑予以无创机械通气 5. 可进行床边胸片和（或）肺超声检查
C	循环	1. 评估容量反应性和/或补液试验 2. 使用去甲肾上腺素 [0.05～0.3 μg/(kg·min)] 使平均动脉压推持不低于65 mmHg 3. 使用正性肌力药物使收缩压不低于 90 mmHg 或者提高组织灌注 4. 首选的一线用药：多巴酚丁胺 [2～10 μg/(kg·min)] 5. 二线用药：肾上腺素 [0.02～0.1 μg/(kg·min)] 6. 二线用药：多巴胺 [2～10 μg/(kg·min)] 7. 治疗心律失常、不稳定的房颤、室性心动过速（需立即予以转律） 8. 心动过缓常规使用起搏和（或）阿托品/肾上腺素治疗 9. 房颤或者室速/室颤常用胺碘酮治疗 10. 治疗室速/室颤常用利多卡因治疗
D	损伤控制	1. 通过以下指标确保足够的组织灌注：①连续下降的乳酸；②尿量大于 0.5 mL/(kg·h)；③意识状态的好转 2. 避免使用肾毒性药物 3. 维持电解质稳定：钾、镁、离子钙（目标为大于 5 mmol/L） 4. 如果动脉 pH < 7.2，可予以碳酸氢钠静脉滴注 5. 若心脏骤停，应尽早进行目标导向的体温管理，如头部冰敷进行脑保护，甚至使用冰帽、冰毯进行低体温管理（33～36 ℃） 6. 有脓毒症时，常规经验性应用广谱抗菌药治疗
E	病因学评估	1. 排除急性心肌梗死：①心电图＋肌钙蛋白；②冠状动脉造影和/或血管重建 2. 超声心动图：①评估左室/右室功能；②排除心包积液；③排除严重瓣膜病 3. 动脉导管监测血压 4. 建议置入肺动脉导管 5. 评估急性机械循环支持的可能

引用来源：陈芳，祝益民. 心源性休克的复苏管理 [J]. 实用休克杂志（中英文），2021，5（6）：321 - 325.

四、案例分析

患者董某，男性，67 岁，因"反复活动后胸痛 2 年，突发意识丧失 1 小时余"于 2022 年 1 月 13 日 15:51 收入院。救护车上检查心电图，结果提示：考虑急性心肌梗死。经急诊绿色通道行冠状动脉造影，结果提示：左主干 + 三支血管病变。考虑患者心肺复苏后，心脏已受损，冠状动脉血流 3 级，此时处理血管可能对心脏产生二次损伤；且造影过程中观察患者心脏增大，收治 CCU 治疗。

入院时查体：体温 36.5 ℃，脉搏 116 次/分，呼吸 26 次/分，血压 158/98 mmHg。意识清楚，精神疲倦，四肢肌力正常。入院后予心电血压、血氧监护，留置胃管，尿管，告病危，并予阿司匹林 + 替格瑞洛双联抗血小板、抗凝治疗，此外，还给予调脂、稳定冠状动脉斑块、扩张冠状动脉、利尿等支持治疗。

护理评估：日常自理能力评分 30 分（重度依赖），内科静脉血栓风险评分 4 分（高风险），Braden 评分 14 分（中度风险），跌倒风险评估 7 分（高风险），营养风险筛查评估 3 分（营养危险状态）。

患者于 2022 年 1 月 19 日 15:15 送导管室行 PCI 术，术后安返病房，生命体征平稳，胸闷痛症状暂未再发生。

病例分析：患者诊断为急性心肌梗死、心源性休克，病情不稳定，病变复杂。需要加强基础、专科护理，并发症观察与护理，以及护理安全评估和干预，为减少患者并发症和死亡率制定完善的护理管理策略，改善患者预后。现使用系统评估方法评估患者现存的和潜在的疾病及护理方面的风险，根据护理原则制定完善的护理管理策略。风险评估及护理防控策略详见表 11 - 2。

表 11 - 2　心源性休克风险评估及护理防控策略

系统	风险	发生原因	防控策略
神经系统	急性脑功能障碍	心源性休克引起脑组织灌注下降	1. 翻身动作轻柔，避免突发动作 2. 密切关注意识、瞳孔大小和对光反射的变化 3. 休克时，取平卧位，如不能平卧者，可采用 30° 半卧位 4. 必要时吸氧，维持血氧饱和度不低于 95% 5. 监测血气分析变化 6. 密切监测血压，避免收缩压小于 90 mmHg 或平均动脉压小于 65 mmHg 7. 必要时遵医嘱给予甘露醇快速静脉滴注 8. 及时查看相关检验检查结果，及时纠正水电解质紊乱 9. 必要时遵医嘱尽早使用碳酸氢钠纠正酸中毒

续上表

系统	风险	发生原因	防控策略
呼吸系统	急性呼吸衰竭	心脏收缩和舒张功能受损，导致肺循环衰竭	1. 观察生命体征，尤其注意呼吸频率、节律是否改变，心率、血压变化，等等 2. 观察有无皮肤、黏膜发绀现象 3. 可采取吸痰、雾化等多种方式保持呼吸道畅通 4. 根据患者的状况、指脉氧、血气分析结果选择合理的氧疗方式，及时使用无创通气可改善症状，改善氧合，如果呼吸衰竭进一步加重，无创通气不能改善患者的症状，经评估后有插管指征者应实施辅助通气治疗
消化系统	便秘	卧床致肠蠕动减弱	1. 进食含有纤维素丰富的饮食 2. 病情允许情况下增加水分摄入 3. 腹部按摩，每次 5～10 min，每天 2 次 4. 必要时遵医嘱口服缓泻剂 5. 观察患者排便情况，3 d 不排便者予开塞露塞肛通便 6. 必要时使用中医外治法，如行气贴或便秘贴治疗
下肢	下肢深静脉血栓形成	卧床致活动受限	1. 每天测量双下肢腿围，观察下肢肢体颜色、温度、腿围变化 2. 加强血栓预防的健康宣教：①基础预防。主动/被动轴线翻身，每 2 h 1 次；指导并督促患者做踝泵运动，跖屈 10 s，背伸 10 s，3 次/分，5～10 min/h；注意患者的出水量，病情允许时，保证 2000 mL/d 的入水量。②物理预防。排除无下肢静脉血栓，给予气压泵治疗，每次 30 min，每天 2 次；进行主动或被动的下肢活动指导。③药物预防。进行血栓评估，评估为高风险者，遵医嘱给予抗凝/抗血小板药物
	出血	应激反应、使用抗凝/抗血小板药物等	1. 护士每班评估穿刺点有无渗血，敷料是否干洁 2. 护士在进行各项操作时动作轻柔，避免反复穿刺，穿刺后使用加压止血器延长按压时间；同时关注患者有无咳嗽咳痰及痰液颜色、量 3. 注意观察患者皮肤黏膜及二便情况，如有血尿黑便等出血倾向，及时报告医生

续上表

系统	风险	发生原因	防控策略
全身	感染	各种置管、免疫力低	1. 严格执行无菌操作 2. 严密监测体温 3. 指导有效咳嗽咳痰，鼓励患者咳嗽咳痰，促进痰液排出 4. 协助生活护理，使用洗必泰漱口液口腔护理，每天3次，会阴抹洗，每天2次 5. 关注血常规、血沉、C反应蛋白、痰培养和药敏试验等检查结果 6. 医护每天评估留置管道的必要性，尽早拔除不必要的管道
	压力性损伤	卧床致活动受限	1. 动态评估压力性损伤的风险 2. 根据风险选择合适的预防压力性损伤的器具，如静压床垫、泡沫敷料或水胶体敷料 3. 做好体位管理，使用除压手套进行局部减压 4. 每2h翻身1次，角度小于30° 5. 保持床单位平整，翻身避免拖、拉等动作 6. 进行营养风险筛查评估，加强营养，必要时请营养科会诊 7. 正确摆置管道，预防管道机械性损伤 8. 每班做好床边皮肤交接

参考文献

[1] 中华医学会心血管病学分会，中华心血管病杂志编辑委员会. 急性心肌梗死合并心原性休克诊断和治疗中国专家共识（2021）［J］. 中华心血管病杂志，2022，50（3）：231 – 242.

[2] 中华医学会心血管病学分会心血管急重症学组，中华心血管病杂志编辑委员会. 心原性休克诊断和治疗中国专家共识（2018）［J］. 中华心血管病杂志，2019，47（4）：265 – 277.

[3] 国家心血管病中心，中国医学科学院护理理论与实践研究中心，中华护理学会重症专业委员会，等. 冠状动脉旁路移植术后置入主动脉内球囊反搏护理专家共识［J］. 中华护理杂志，2017，52（12）：1432 – 1439.

（彭宇华　杨昊）

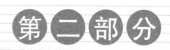

第二部分

重症脑血管病

近年来，脑血管病是一种对人类健康危害极大的慢性非传染性疾病，它具有高发病率、高致残率、高死亡率、高复发率四大特点。根据全球疾病负担研究（global burden of disease study，GBD）的最新报告，目前全球卒中风险是24.9%，而我国卒中风险高达39.3%，居世界之首。2016年NESS - China研究提示我国每年新发脑卒中患者240万，现有脑卒中患者1300万，其中，缺血性脑卒中占所有卒中的77.8%，出血性的占15.8%。脑卒中死亡率高达120～150/10万。此外，脑卒中患者的致残率高，3/4的患者完全失去了工作能力，而40%的患者则处于严重的残疾状态，无法独立完成日常生活。每年卒中给我国患者带来的直接费用高达200亿元，这不仅给患者本人带来了巨大的经济负担，也给社会和家庭带来了沉重的负担。脑血管病患者的预后受到很多因素的影响，其中疾病的严重程度是患者预后的决定性因素。重症脑血管病是指导致患者神经功能重度损害，出现呼吸、循环等多系统功能严重障碍的脑血管病，具有极高的死亡率与致残率，包含重症脑梗死、脑出血、蛛网膜下腔出血及脑静脉系统血栓形成等。因此，降低重症脑血管病的致残率及病死率已成为脑血管病管理的核心任务，尽管近年来神经重症领域有了长足的进步，但重症脑血管病的救治工作仍面临着重大挑战。

第十二章　重症脑梗死

一、定义及病因

（一）定义

重症脑梗死是指发病早期即出现严重的神经功能缺损表现的脑梗死。一般来说，神经功能损害程度通常采用美国国立卫生研究生院卒中量表（National Institutes of Health Stroke Scale，NIHSS）和 GCS 评分进行评估。如果非优势半球 NIHSS 评分 >15 分，或者优势半球 NIHSS 评分 ≥20 分，或者大脑半球梗死 GCS 评分 ≤8 分，或小脑梗死 GCS 评分 ≤9 分，均可诊断为重症脑梗死。

（二）病因与危险因素

脑梗死最常见的病因是头颈部大动脉的粥样硬化，并且随着年龄增长，动脉粥样硬化的发生率会增加，严重程度也会加重。除此之外，其病因还包括有心源性栓塞、动脉夹层、血管炎等。动脉粥样硬化的发生与多种因素有关，包括高血压、高龄、血脂异常、糖尿病、冠心病和吸烟等。

二、疾病特点及处理原则

（一）疾病特点

这种疾病多见于中老年，通常在安静状态下或睡眠时发病，临床表现为病灶对侧的一侧肢体完全性偏瘫、偏身感觉障碍及向病灶对侧凝视麻痹。患者的病情常在数天内呈进行性加重，伴随不同程度的意识障碍，当继发出现严重脑水肿时，可导致脑疝发生，甚至导致死亡。临床上单纯依靠症状或体征不能完全鉴别缺血性或出血性脑卒中，需要做头颅 CT 等神经影像学检查才能鉴别。需要注意的是，对于发病 24 h 以内的脑梗死，头颅 CT 检查可能会呈现阴性结果。

（二）处理原则

1. 再灌注治疗

（1）溶栓治疗：是目前最主要的恢复脑血流的措施，包括静脉溶栓和动脉溶栓。目前我国常用溶栓药物有阿替普酶和尿激酶。

（2）血管内介入治疗：包括多种技术，如支架取栓、抽栓、球囊扩张和支架成形术等。

2. 手术治疗

重症脑梗死容易伴发恶性脑水肿而导致脑疝，如药物治疗效果欠佳，需及时进行外科减压手术治疗，阻止颅内压进一步升高，能有效降低重症脑梗死患者的死亡率，但对降低致残率作用有限。

3. 抗血小板聚集治疗

阿司匹林和氯吡格雷是目前较为常用的药物。

4. 抗凝治疗

以下情况可以使用预防剂量治疗：存在血液高凝状态、有静脉系统血栓（最常见为下肢深静脉血栓形成和肺栓塞）形成的高风险患者。

5. 神经－血管保护治疗

丁苯酞及人尿激肽原酶可以改善侧支循环，依达拉奉具有清除自由基及抗氧化的作用。

三、护理

（一）基础监测与护理

1. 体温监测

体温是影响患者预后的主要因素之一。下丘脑体温调节中枢的功能受损可能是体温升高的主要原因，而其他因素，如并发感染、脱水和吸收热等也会使患者体温升高。当体温升高时，会增加脑代谢耗氧及产生自由基，这将会导致患者的病死率及致残率增加。因此，至少每隔 4 h 监测体温 1 次，直至病情稳定。对体温超过 37.5 ℃的患者应全面寻找原因，积极处理。

2. 脉搏与心率监测

重症脑梗死患者常合并有心脏疾患，60% 的急性脑卒中患者常合并心律失常，且多发生在距脑卒中发病 3 ～ 5 d 或发病 7 d 以内，大约 4% 的患者会因心脏问题而死亡，而 19% 的患者会在脑卒中发病后至少经历一种心脏严重不良事件。因此，对于重症脑梗死患者动态监测心率、脉搏最为重要。在入院 24 h 内，医护人员常规对患者进行心电图检查，以评估患者的心率及心律，并持续进行心电监测，以便及早发现患者出现阵发性房颤或严重心律失常等情况；尽量避免使用或慎用可能使心脏负担增加的药物。

3. 呼吸监测

重症脑梗死患者常伴有不同平面的脑结构损害，患者可能会出现不同类型的呼吸频率及节律异常，如在脑疝前会出现库欣综合征（Cushing syndrome，CS），表现为呼吸频率变慢；对于伴有 $PaCO_2 \geqslant 60$ mmHg 的重症患者，可能会出现呼吸受抑制，造成低氧血症。低氧血症会导致患者缺血组织进一步受到损伤，影响患者的预后。高碳酸血症会使颅内压升高，$PaCO_2$ 每增加 1 mmHg，可导致 $4\% \sim 6\%$ 的脑血流量波动，脑血容量每增加 1 mL，颅内压增加 7 mmHg，因此，要注意保持气道通畅，避免发生二氧化碳潴留。血氧饱和度应维持在 95% 及以上，$PaCO_2$ 应维持在正常范围。无缺氧的患者不推荐常规吸氧。有颅内压增高的患者可将 $PaCO_2$ 维持在正常低限。对于伴舌后坠的患者，可以采用侧卧位及口咽通气管，利于有效排痰及改善患者的肺通气。当患者伴发出现呼吸衰竭时，应立即开放患者气道，同时给予简易呼吸器供氧，必要时给予气管插管辅助机械通气治疗。

4. 血压监测

大约70%的缺血性脑卒中患者在急性期会出现血压升高，除了发病前已存在高血压，还可能由疼痛、恶心呕吐、颅内压增高、尿潴留、焦虑、卒中后应激状态等原因引起。大多数患者在发病后24 h，会出现血压自发降低。对于病情稳定而未出现颅内压升高或其他严重并发症的患者，发病24 h之后的血压水平大致能够反映其病前水平。因此，急性期应密切监测血压，尽可能消除血压波动的诱因。

在血压的调控过程中，应遵循基本原则：个体化、慎重、适度、平稳。

（1）准备溶栓者，血压宜控制在收缩压小于 180 mmHg、舒张压小于 105 mmHg；溶栓治疗后24 h内血压应 <180/105 mmHg。

（2）未接受血管再通治疗且无合并症者，若血压不低于 220/120 mmHg，脑卒中发病后在最初的24 h内将血压降低15%是合理的。

（3）血管内治疗者，术前血压应控制在 180/105 mmHg 以内，在手术过程中，收缩压应保持不超过 180 mmHg，而在血管开通后，建议将收缩压控制在 140 mmHg 以下。

（4）去骨瓣减压术前，血压控制目标为小于 180/100 mmHg，术后8 h内，血压控制目标为收缩压小于 160 mmHg。

（5）在发病后最初的24 h内，当患者出现收缩压不低于 200 mmHg 或舒张压不低于 120 mmHg 的情况时，需要启动缓慢降压治疗，而且降压速度要平稳，在起病首个24 h内，最合理的降压幅度通常是不超过发病后原有血压水平的 15%。

（6）若病情稳定，血压持续不低于 140/90 mmHg，对于发病前已在服用降压药的患者，可在发病数天后恢复发病前使用的原降压药物方案，对于发病前未服用过降压药的患者应启动降压治疗。

（7）如伴有急性冠状动脉事件、急性心力衰竭、主动脉夹层等合并症，将初始血压水平降低 15% 可能是安全的。

（8）对于脑梗死后低血压和低血容量者，应积极查明原因并配合医生给予相应处理，必要时可予静脉输注 0.9% 氯化钠溶液进行扩容，同时要排查纠正可能引起心排血量减少的心脏问题。

5. 瞳孔监测

重症脑梗死患者容易并发恶性脑水肿，颅内压会进行性升高，从而引起脑疝，危及生命。因此，需要动态观察与监测瞳孔变化，双侧瞳孔散大、对光反应消失，通常是脑干缺氧和脑疝晚期的表现。瞳孔不等大或双侧瞳孔散大，常提示颅内压升高及脑疝可能。

6. 意识监测

重症脑梗死后常因脑组织水肿导致神经功能损害进行性恶化，患者会出现不同程度的意识障碍。因此，需要动态观察患者意识障碍的变化，发现意识障碍加重时要及时报告医生并配合抢救处理。

7. 血钠监测

重症脑梗死患者需实施血钠管理，血钠的管控目标为是 135 ~ 145 mmol/L，当出现颅内压增高时，管控目标可调整至 145 ~ 155 mmol/L。定期监测血钠，防止出现低钠或高钠血症，在纠正血钠异常的过程中，要避免出现血钠波动过大的情况，尤其要控制低钠血症的纠正速度（24 h 内不超过 8 ~ 10 mmol/L），以防速度过快导致患者发生渗透性脱髓鞘综合征（osmotic demyelination syndrome，ODS）。

8. 血糖监测

重症脑梗死患者应实施血糖管控，目标为 7.8 ~ 10.0 mmol/L。当血糖持续高于 10.0 mmol/L 时（相邻 2 次血糖检测大于 10.0 mmol/L）应给予降血糖处理。推荐使用短效胰岛素静脉持续泵注，在治疗期间应关注血糖情况，避免低血糖发生。

9. 营养监测

重症脑梗死患者由于应激高消耗状态、意识障碍及吞咽功能障碍，发生营养不良的风险较高，这会显著增加患者的病死率及影响患者预后。因此，患者入院后应尽快进行营养风险和吞咽功能评估，营养风险的筛查可选用 NRS-2002 和危重症营养风险（nutrition risk in critical ill，NUTRIC）评分。如果筛查结果显示患者存在较高的营养风险，需要进一步请营养科会诊给予更深入的全面营养评估并制订营养支持方案；有吞咽困难或意识水平下降的患者应尽早留置鼻胃管；如果预计需要肠内营养的时间超过 28 d，可在 14 d 后病情稳定时择期行经皮内镜下胃造瘘。需要进行营养支持的患者应早期（24 ～ 48 h 内）优先选择肠内营养。早期有效的肠内营养是患者首选的营养支持方式，它能够改善患者营养状况，减少并发症的风险，促进患者加快病情康复。

10. 早期康复

应重视重症脑血管病患者的早期康复治疗。早期康复治疗应该在康复医师的指导下或根据预先制定的流程，在专业化的卒中单元或神经重症监护病房（neurocritical care unit，NCU）里进行。病情稳定和生命体征平稳的患者，主动或被动运动应尽早启动。对不能主动运动或有肌肉功能障碍的高危患者，若条件允许，应行神经肌肉电刺激治疗。

（二）并发症监测与护理

1. 脑水肿与颅内压增高

治疗目标：降低颅内压，预防脑疝形成，同时又要维持脑灌注压不低于 70 mmHg。

（1）药物治疗：多种药物干预治疗被用于减轻脑水肿。注意控制液体入量，注意避免摄入过多的葡萄糖；同时，要注意纠正低氧血症和高碳酸血症。应避免使用可引起脑血管收缩的药物。避免头颈部过度扭曲、情绪激动及用力等情况，同时要及时处理其他可能升高颅内压的因素，如发热、癫痫、呼吸道不畅、咳嗽及便秘等情况。抬高床头 20°～ 30°有助于静脉回流从而降低颅内压。当脑水肿引起颅内压增高时，应使用 20% 甘露醇 125 ～ 250 mL 快速静脉滴注，且每间隔 6 ～ 8 h 进行 1 次，也可使用高渗盐水，但需注意血钠情况；对心、肾功能不全的患者可改用呋塞米 20 ～ 40 mg 静脉注射，每间隔 6 ～ 8 h 进行 1 次。

（2）手术治疗：对于脑水肿程度较重的患者，手术治疗可能是唯一有效的选择，在这种情况下，及时行去骨瓣减压术可以降低死亡率。

2. 心脏损伤

由于神经－体液调节及脑自主神经对心脏的调节等，重症脑梗死容易合并脑心综合征，出现继发心脏损害，可以表现为急性心肌梗死、心肌缺血、心律失常及心力衰竭。因此，为了确保患者的安全，在入院时应当常规进行心电图检查和心电监护，要严密观察心率及心律的变化，必要时还要检测心肌酶谱和肌钙蛋白，以便及时发现心脏损伤，并采取有效的治疗措施。应该避免使用可能增加心脏负担的药物，并且要注意控制静脉输液的速度和量。对于高龄或患有心脏病的患者，甘露醇的用量应减半或改用其他脱水剂，同时应积极采取措施治疗心脏损伤。

3. 继发性癫痫

重症脑梗死后容易并发癫痫发作，急性癫痫发作会增加死亡的风险。但是，不推荐常规预防性应用抗癫痫药物。床边应备负压吸引装置及压舌板，防止患者癫痫大发作导致窒息及舌咬伤；减少探视，避免情绪激动及交叉感染，以免诱发癫痫发作。

4. 误吸

对于重症脑梗死患者，常由于意识障碍和吞咽障碍等，患者无法自主经口进食，因此，通过管饲方式供给患者所需的营养素、水分及药物，包括鼻胃管、鼻肠管、经皮内镜下胃造口术等，具体的治疗方案可根据患者的病情、留置管道的时间等因素合理选择。对于急性期和危重症患者，建议采用持续肠内营养。

（1）基本原则：①床头的高度。应保持在30°及以上。②营养液的容量。应从少到多，一般首日最高不得超过500 mL，并且在2～5 d内达到营养的最佳摄取量。③鼻饲的速度。应从慢到快，首日营养泵输注速度为20～50 mL/h，第2天开始，应逐步调整营养泵输注速度（至80～100 mL/h），并在12～24 h内完成输入。④使用肠内营养泵来控制输注速度。⑤管道冲洗。常规每4 h应用饮用水20～30 mL进行冲洗1次，在给药前后及中断输注等环节应使用20～30 mL的温水对管道进行冲洗，避免堵管发生。

（2）预防措施：①喂养前先确定鼻胃管在胃内且置入深度正确。②床边备负压吸引装置。③鼻饲前判断有无痰液，有痰先吸痰。④肠内营养液需要加温输注。⑤定期进行腹部按摩或热敷，并结合早期床上的主动和被动锻炼，以改善患者的胃肠道功能。⑥胃残留量不需进行常规监测，但对于那些出现胃内容物中含有大量未被完全消化的营养液、发生消化道出血、存在误吸的危险、胃肠动力减弱、有明显呕吐和腹部膨胀的患者，为了确保患者的安全及促进肠内营养的顺利进行，建议进行胃残留量的监测。⑦常规采用注射器回抽的方法进行胃残留量监测，有条件时可选择超声监测。⑧不建议仅仅依靠胃残留量的阈值来指导肠内营养，而应结合患者的胃肠消化道症状。当患者出现胃肠消化道症状，怀疑可能存在肠内营养喂养不耐受时，在满足营养物质摄入的情况下，应按照如下优先顺序进行管理：a. 维持当前肠内营养输注的速度或总量，联用促胃动力药物或适当调整营养液的浓度与营养成分的比例；b. 调慢喂养的速度或减少喂养的总量；c. 停止或延迟肠内营养喂养；d. 停止胃内喂养，改用幽门后喂养或补充性肠外营养；e. 根据患者情况进行胃肠内减压治疗。⑨人工气道的患者，气囊压力维持在25～30 cmH$_2$O为宜。⑩若患者需要进行吸痰操作，应该立即停止肠内营养摄入，予采用浅部吸痰、改变体位及减少刺激等方法，降低误吸及反流风险。

5. 感染

（1）卒中相关性肺炎：重症脑梗死患者由于免疫抑制及吞咽障碍，患者容易出现卒中相关性肺炎。对于高危患者，胸部 CT 应作为常规检查，必要时还应检测血常规、C 反应蛋白和降钙素原等血液指标，以便及时发现卒中相关性肺炎。此外，要采取综合措施来预防肺炎的发生，包括吞咽功能评估、饮食管理、体位管理、气道管理、口腔护理及手卫生六个方面。评估患者的吞咽功能，根据评估结果采取相应的进食途径。对于鼻饲患者，鼻饲时需要将床头抬高 30°～45°；对于卧床患者，一般采取侧卧位，或者平卧头侧位，以避免舌根后坠堵塞气道。鼓励患者深呼吸，以伸展肺部不活动的部分。如果条件允许，可以使用振动排痰仪来协助排痰。定期清洁口腔，以预防口腔感染。做好手卫生。

（2）泌尿系感染：重症脑梗死容易引起尿潴留或尿失禁，或二者并存，进而引起泌尿系感染，因此，做好预防非常重要。

A. 尿潴留患者：留置尿管时严格执行无菌操作；置管前常规使用长效抗菌材料处理导尿管；每天评估患者病情，尽早拔除导尿管，拔除导尿管排尿后测量膀胱残余尿量，以明确患者排尿情况；会阴部每天要用生理盐水清洗 2 次，保持会阴部的清洁；病情允许情况下每天饮水量要达到 2000 mL，以预防感染；做好管道固定，避免导尿管牵拉引起尿道损伤而增加感染的风险；注意保持引流装置的密闭性，根据导尿管的材质决定更换尿管的时机。

B. 失禁患者：男性患者使用尿套等集尿器收集尿液，女性患者使用吸收性强的纸尿裤。失禁患者常规监测膀胱残余尿，发现异常及时处理，避免由于残余尿过多增加逆行性感染的风险，必要时予留置尿管。

6. 应激性溃疡

重症脑梗死患者由于疾病应激及使用阿司匹林抗血小板治疗，容易出现应激性溃疡。根据指南，不建议使用常规的抗组胺药物或抗质子泵药物来预防应激性溃疡。要注意动态观察患者的呕吐物、注射器回抽胃内容物及大便的颜色变化，若发现异常要及时报告医生处理。

7. 压力性损伤的监测

重症脑梗死患者，常伴有肢体瘫痪或意识障碍等高危因素，容易引起压力性损伤。使用 Braden 评估量表评估压力性损伤的风险，并根据评估结果及风险因素，选择正确的预防措施。可以选择静压床垫及新型敷料来预防压力性损伤，同时做好体位管理以及定期除压；局部皮肤要保持清洁，尤其是避免大小便的反复刺激，要及时清理大小便；每隔 2 h 协助翻身 1 次，使用楔形垫来进行体位摆放，宜选择 30°侧卧位；保持床单位清洁平整；加强营养；还要关注管道及设备引起的压力性损伤，可以使用一些减压敷料进行保护。

8. 下肢深静脉血栓

重症脑梗死患者由于肢体瘫痪、意识障碍等，容易发生下肢深静脉血栓。对入院患者常规进行风险筛查，根据筛查结果及患者特点选择合适的预防措施。颅骨切除减压术和血管内治疗的患者，可在术后立即开始下肢深静脉血栓预防措施；对静脉溶栓的患者，低分子肝素的使用应推迟在 24 h 后。在进行间歇充气加压治疗前，应先完善下肢动静脉彩超以判定是否已经发生下肢深静脉血栓。

四、案例分析

患者张某，女性，82 岁，因"右侧肢体乏力并意识障碍 6 小时"于 2021 年 12 月 10 日 11:00 收入院。头颅 CT 提示：左侧大脑半球大面积脑梗死。急诊拟以急性大面积脑梗死收入院。既往有高血压、糖尿病病史。

入院时查体：体温 36.5 ℃，脉搏 86 次/分，呼吸 22 次/分，血压 190/110 mmHg。神志呈嗜睡状，双侧瞳孔等大等圆，直径 2.5 mm，对光反射灵敏，右侧中枢性面瘫，右侧肢体肌张力低，右侧肢体肌力 0 级，左侧肢体肌力 5 级。入院后予心电监护，留置胃管；予甘露醇脱水、降糖、护胃等对症支持治疗。

护理评估：ADL 评分 0 分，非计划拔管评分 4 分，下肢深静脉血栓风险评分 4 分，Braden 评分 13 分。

患者于 2021 年 12 月 12 日 22:00 出现意识障碍加重，浅昏迷。双侧瞳孔等大等圆，直径 2.5 mm，对光反射迟钝。体温 38.0 ℃，脉搏 116 次/分，呼吸 24 次/分，血压 180/110 mmHg，偶有肢体抽搐，BNP 1100 pg/mL。

病例分析：患者诊断为大面积脑梗死，目前处于脑水肿高峰期，意识障碍加重，出现发热、心脏受损等情况，病情复杂。护理上需要加强，制定完善的护理管理策略，降低患者并发症的发生率及死亡率，改善患者预后。使用从头到脚的评估方式，系统地评估患者存在的和潜在的疾病及护理方面的风险，根据护理原则制定完善的护理管理策略。风险评估及护理防控策略详见表 12 −1。

表 12 - 1　重症脑梗死风险评估及护理防控策略

部位	风险	发生原因	防控策略
头面部	脑疝	脑水肿、颅内高压	1. 翻身动作轻柔，避免突发动作 2. 抬高床头 30°，促进静脉回流 3. 保持颈部和躯干轴线 4. 监测体温，使用物理降温把体温控制在正常范围内 5. 吸氧必要时，维持血氧饱和度不低于 95% 6. 监测血气分析变化，避免低氧血症及高碳酸血症 7. 头偏向一侧，使用口咽通气管，保持气道通畅，必要时行气管插管 8. 监测血压，72 h 内，当血压超过 200/110 mmHg 才启动缓慢降压治疗 9. 监测电解质变化，维持血钠在 140～150 mmol/L 10. 监测血糖变化，将血糖水平控制在 7.8～10.0 mmol/L 11. 使用药物控制抽搐 12. 遵医嘱按时使用甘露醇等脱水药，记录 24 h 出入量 13. 保持大便通畅，3 d 不排便予通便处理 14. 观察排尿情况，警惕尿潴留发生 15. 观察有无脑疝表现，如双侧瞳孔不等大或双侧瞳孔散大，及时配合医生抢救
	癫痫	脑部损伤、脑组织缺血坏死	1. 床边备负压吸引装置，及时吸出分泌物，防止窒息 2. 床边备压舌板，以防舌咬伤 3. 避免诱因，如情绪激动及感染 4. 观察患者有无肢体抽搐等癫痫发作表现 5. 必要时遵医嘱使用药物

续上表

部位	风险	发生原因	防控策略
头面部	反流/误吸	意识障碍、卧床	1. 床边备负压吸引装置 2. 使用肠内营养泵进行喂养 3. 胃管置入深度正确，发际至剑突长度再加5 cm 4. 喂养的温度适宜，使用加温器进行喂养，温度38～40 ℃ 5. 床头的高度适宜，持续抬高不低于30° 6. 喂养速度适宜，从慢到快，即首日肠内营养输注20～50 mL/h，次日起逐渐加至80～100 mL/h 7. 改善患者的胃肠功能，通过腹部按摩、腹部热敷、早期床上主、被动锻炼方式 8. 观察有无喂养不耐受情况，必要时监测胃残留量，使用注射器回抽的方式，有条件可以使用超声进行监测 9. 若出现喂养不耐受，按以下优先顺序处理：①维持当前肠内营养速度或总量，联用促胃动力药物或降低营养液浓度与营养素比例；②减慢肠内营养速度或减少肠内营养总量；③暂停或延迟肠内营养喂养；④停止胃内喂养，改为幽门后喂养或补充性肠外营养；⑤视患者情况进行胃肠内减压 10. 喂养时若需要吸痰，立即停止喂养、浅部吸痰、体位管理、减少刺激等措施减少反流和误吸
躯干	呼吸衰竭	意识障碍、肺部感染、卒中后免疫抑制	1. 头偏向一侧，保持气道通畅 2. 舌根后坠者使用口咽/鼻咽通气管 3. 分泌物及时吸出 4. 吸氧必要时，维持血氧饱和度不低于95% 5. 口腔护理2次/天，防止口腔细菌易位 6. 拍背排痰，预防坠积性肺炎 7. 做好肠内营养护理，防止反流和误吸引起肺部感染 8. 观察患者呼吸频率、节律及血氧饱和度变化 9. 监测血气分析变化 10. 观察患者咳嗽、咳痰情况，评估痰液的颜色、性状、量、气味 11. 动态了解患者肺部影像学的结果

续上表

部位	风险	发生原因	防控策略
躯干	心力衰竭	脑心综合征	1. 进行心电监测，观察心率及心律的变化 2. 24 h内完成心电图检查并在必要时复查 3. 避免诱发因素，感染、受凉及情绪激动 4. 记录24 h出入量，根据结果调整入量 5. 控制补液速度，避免加重心脏负荷 6. 监测心功能相关指标，如BNP、心肌酶谱及肌钙蛋白I 7. 观察患者有无心衰相关表现
	压力性损伤	肢体瘫痪、意识障碍、卧床	1. 动态评估压力性损伤的风险 2. 根据风险选择合适的预防压力性损伤的器具，如静压床垫、泡沫敷料或水胶体敷料 3. 做好体位管理，使用除压手套进行局部减压 4. 每2 h翻身1次，角度小于30° 5. 保持床单位平整，翻身避免拖、拉等动作 6. 进行营养风险筛查评估，加强营养，必要时请营养科会诊 7. 正确摆置管道，预防管道机械性损伤 8. 每班做好床边皮肤交接
腹部	应激性溃疡	疾病应激状态	1. 食物的温度以38～40 ℃为宜，避免过高或过低 2. 了解患者既往有无消化道相关疾病 3. 观察患者有无恶心、呕吐及腹痛等消化道症状 4. 观察呕吐物及大便颜色变化，必要时送检，行OB 5. 必要时遵医嘱使用保护胃黏膜的药物 6. 注意可能加重应激性溃疡的抗栓药的使用 7. 监测血红蛋白的变化情况，以便及时发现隐性出血
	便秘	肢体瘫痪、卧床	1. 鼻饲蔬菜、水果等含纤维素丰富的食物 2. 病情允许情况下增加水分摄入 3. 腹部按摩，每次5～10 min，每天2次 4. 必要时遵医嘱鼻饲缓泻剂 5. 观察患者排便情况，3 d不排便予开塞露塞肛通便
	泌尿系感染	留置尿管	1. 每天评估留置尿管的必要性，尽早拔除尿管 2. 会阴抹洗，每天2次 3. 保持尿管引流装置的密闭性 4. 保持尿管固定稳妥，避免牵拉而损伤尿道 5. 观察尿液颜色、性状 6. 病情允许时适当增加水分摄入 7. 使用抗反流引流袋，避免逆行性感染

续上表

部位	风险	发生原因	防控策略
下肢	下肢深静脉血栓形成	肢体瘫痪、脑卒中、卧床	1. 动态评估下肢深静脉血栓风险，根据患者病情调整预防血栓的措施 2. 使用间歇充气加压治疗，治疗前要先完善下肢动静脉彩超 3. 遵医嘱使用低分子肝素 4. 保持大便通畅，避免腹压升高，影响下肢静脉回流 5. 血流动力学稳定的患者应早期进行肢体被动运动 6. 避免下肢静脉穿刺 7. 抬高双下肢，促进静脉回流 8. 监测 D – 二聚体变化 9. 观察下肢腿围、皮温及足背动脉搏动情况
全身	营养不良	疾病消耗增加	1. 定期进行营养风险筛查，根据筛查结果动态调整营养方案 2. 对于有高危营养风险的患者，请营养科会诊指导喂养方案 3. 动态监测血红蛋白及白蛋白
	废用性挛缩	肢体瘫痪	1. 保持肢体良肢位置摆放 2. 早期康复：进行肢体被动及主动训练

参考文献

[1] 中华医学会神经病学分会神经重症协作组，中国医师协会神经内科医师分会神经重症专委会. 大脑半球大面积梗死监护与治疗中国专家共识 [J]. 中华医学杂志，2017，97 (9)：645 – 652.

[2] 中华医学会神经外科学分会小儿学组，中华医学会神经外科学分会神经重症协作组，《甘露醇治疗颅内压增高中国专家共识》编写委员会. 甘露醇治疗颅内压增高中国专家共识 [J]. 中华医学杂志，2019，99 (23)：1763 – 1766.

[3] 中华医学会神经病学分会神经重症协作组，中国医师协会神经内科医师分会神经重症专业委员会. 难治性颅内压增高的监测与治疗中国专家共识 [J]. 中华医学杂志，2018，98 (45)：3643 – 3652.

[4] 中华医学会神经病学分会，中华医学会神经病学分会脑血管病学组. 中国重症脑血管病管理共识 2015 [J]. 中华神经科杂志，2016，49 (3)：192 – 200.

[5] 中华人民共和国国家卫生健康委办公厅. 国家卫生健康委办公厅关于印发中国脑卒中防治指导规范（2021 年版）的通知 [EB/OL]. (2021 – 08 – 31) [2023 – 09 – 28]. http://www.nhc.gov.cn/yzygj/s3593/202108/50c4071a86df4bfd9666e9ac2aaac605.shtml.

[6] 贾建平，陈生弟. 神经病学 [M]. 8 版. 北京：人民卫生出版社，2018：195 - 210.

[7] 中国卒中学会. 中国脑血管病临床管理指南 [M]. 北京：人民卫生出版社，2019：153 - 196.

（黄燕霞）

第十三章　脑　出　血

一、定义及病因

（一）定义

脑出血是指自发性的脑实质内出血，临床上通常将出血量达到 30 mL 以上（小脑幕上）定义为重症脑出血，患者会出现颅内压增高、意识障碍和神经功能严重损害。根据颅内压升高的程度、血肿的部位及大小等指标判断病情的严重程度。该疾病具有突发性、病情变化迅速、致死率和残疾率高等特点。

（二）病因

高血压、小动脉硬化是导致脑出血最常见的因素，其次是血管疾病，主要有脑血管畸变、淀粉样变、烟雾病等。诱发因素主要有过度劳累、压力过大、气候变化、抽烟、酗酒、摄入钠盐过量、肥胖、血压波动、情绪激动等。

二、疾病特点及处理原则

（一）疾病特点

脑出血的症状多种多样，取决于出血部位、严重程度以及受影响的组织范围大小。脑出血多发于 50 岁以上的高血压患者，男性多于女性，易于冬季发病，发病率仅次于缺血性脑卒中，总体预后较差。脑出血的症状通常是突发性的，在活动中出现，常见的症状有头痛、恶心、呕吐、认知受损和肢体障碍等。早期发展迅速，易出现神经功能恶化。头颅 CT 识别脑出血敏感，是识别脑出血的"金标准"。

（二）处理原则

1. 控制脑水肿

甘露醇是治疗脑水肿的首选药物，还可采取抬高床头 30°，减轻脑水肿。

2. 管理血压

血压过高的患者应综合管理血压，根据血压情况调节血压，在此期间需要严密观察血压变化情况。

3. 避免再发脑出血

密切观察患者的意识状况、瞳孔改变以及定期复查头颅 CT，以避免 24 h 内再次发生脑出血。

4. 早期康复

在颅内状况及生命体征稳定的情况下，尽早进行康复训练，尽早改善患者肢体功能障碍，从而提升患者的生活质量。

5. 防治并发症

脑出血患者会出现误吸、肺部感染、癫痫等并发症，应高度关注并发症的防治。

6. 手术治疗

病情危重或有继发原因，且有手术指征者，个体化考虑选择外科手术治疗：①小脑出血者出现神经功能恶化或脑干受压；②脑叶出血量大于 30 mL；③幕上高血压脑出血，发病 72 h 内，血肿量在 20 ～ 40 mL 且 GCS 评分≥9 分；④出血量大于40 mL，意识障碍加重。

三、护理

（一）基础监测与护理

1. 体温监测

体温异常是脑出血病情恶化的影响因素之一，发生率约为50%。颅内血肿刺激、颅内感染或者中枢性损伤都会导致脑出血患者体温升高。因此，需要密切进行体温监测，在入院48 h 内，每4 h 进行 1 次体温监测；体温过高时，需要明确体温异常的原因，对症治疗，将体温降至正常范围内。

2. 呼吸监测

脑出血可能会导致呼吸节律的异常，最终造成呼吸衰竭。脑疝发生前会有库欣反应的出现，表现为深大而缓慢的呼吸。对于那些伴有 $PaCO_2$ 升高（不低于60 mmHg）的重症患者，可能会有呼吸抑制，从而导致低氧血症。低氧血症会加重脑组织缺血和缺氧，影响患者的预后。必要时进行氧气吸入，维持血氧饱和度大于95%。严重脑出血伴有舌后坠的患者，可以采取侧卧位及使用口咽或鼻咽通气管维持气道通畅，改善肺部通气功能；但若出现通气衰竭，需要协助医生进行气管插管或气管切开以维持呼吸道畅通，也可采取简易呼吸器供氧等措施，以保证呼吸通畅。

3．血压监测

脑出血患者的血压通常会升高，其中 77% 患者在入院时收缩压超过 139 mmHg，15% 患者超过 184 mmHg。血压过高会导致血肿进一步扩大，水肿加重，患者病情恶化，但过度降压也会引起脑组织或其他器官缺血。因此，在脑出血急性期时血压管理尤为重要，急性期应密切监测血压，减少血压引发波动的诱因。

调节血压需要遵循个体化原则：

（1）对于高血压脑出血的患者，急性期将收缩压控制至 140 mmHg，围手术期将收缩压控制至 120 ～ 140 mmHg，确保患者安全。

（2）对于高血压脑出血收缩压超过 220 mmHg 者，应在持续血压监测下积极采用静脉降压方法，但降压目标应根据患者高血压病史、基础血压值、颅内压水平等因素综合考虑。

4．瞳孔监测

脑出血容易并发恶性脑水肿，颅内压会进行性升高，从而引起脑疝危及生命。因此，需要动态观察与监测瞳孔变化，双侧瞳孔散大、对光反应消失通常是脑干缺氧和脑疝晚期的表现。瞳孔不等大或双侧瞳孔散大常提示颅内压升高及发生脑疝可能。

5．意识监测

脑出血患者病情加重时往往会出现意识障碍，意识障碍是预后不良的重要指标。临床上通常采用 GCS 昏迷评法评估患者睁眼反应、语言反应和肢体运动反应以了解患者的意识状态。若发现意识障碍加重，应及时报告医生，以便配合抢救。

6．颅内压监测

患者发生脑出血后会出现脑水肿，导致颅内压增高，早期控制颅内压可以改善患者的预后。颅内压监测是临床上常见的一种监测手段，可用于患者的病情评估。对于急性严重脑损害伴有颅内压升高的患者，应该进行颅内压监测，以便及早发现并采取有效的防治对策。有创性颅内压的监测始终是"金标准"，包括手术置入颅内压探头和床边行腰椎穿刺术，以及采用无创技术进行检测和分析。为了减轻脑水肿，可抬高床头 15° ～ 30°，并遵医嘱采用镇静药物和脱水药物，其中甘露醇是我国降低颅内压的首选药物。

7．血糖监测

脑出血可导致体内血糖值应激性升高，血糖升高可使脑出血患者的病死率和致残率增高，故脑出血预后可通过严格控制血糖水平而得到改善。为了确保患者血糖水平在正常范围内，应进行血糖水平监测，并将血糖值控制在 7.8 ～ 10.0 mmol/L。同时，应警惕和防范低血糖的发生，若血糖低于 3.3 mmol/L，则需遵照医嘱进行处理。

8. 早期康复

脑出血患者早期康复可以帮助减少伤残，加快康复速度。在患者出血情况和生命体征稳定的情况下，早期下床活动是最好的恢复方式。可以先在床上进行肢体活动，如屈肢伸肢、踝泵运动、提臀、翻身等，以增强患者的身体耐受性，同时随着身体的恢复，慢慢过渡到床边活动，如循序渐进地进行床上端坐、床上坐起、床旁站立活动等。临床上，需要根据患者的自身状况制订相应的康复计划，与家属做好沟通，取得密切配合以确保患者的安全。

（二）并发症监测与护理

1. 脑疝

脑水肿是脑出血后发生的一种病理生理改变，水肿加重会造成"二级脑损害"症状，如颅内压力升高、脑疝和脑循环障碍等。降低颅内压力，防治脑水肿是改善患者预后的关键。治疗目标是将颅内压力控制在 20 mmHg 以内，脑灌注压在 50 ～ 70 mmHg。

（1）药物治疗首选 20% 甘露醇，它能迅速改善血液－脑脊液渗透力差，从而高效排出脑组织和脑脊液中的水分，能有效缓解脑水肿，降低颅内压力，必要时可配合呋塞米、甘油果糖和白蛋白等药物治疗，可有效降低颅内压。

（2）脑出血经过保守治疗无效或者有手术指征者，可以选择手术降低颅内压，如去骨瓣减压术、脑脊液引流术等。

（3）除用药和手术治疗降低颅内压力外，脑水肿还需注意：①患者需卧床休息，保持平稳的情绪，如有需要，可适当选用镇静类药物；②将床头抬高 15°～ 30°，促进颅内静脉血液回流，减轻脑水肿；③颅内压会由于腹压的增加而上升，因此，应保持大小便畅通，必要时应留置尿管，以保证患者的安全和舒适性。对于便秘患者，可以使用开塞露或者其他通便药物。

2. 继发性癫痫

对于脑出血患者，若出血部位在脑叶，易诱发继发性癫痫，2 周内的发病率为 2.7% ～ 17.7%。患有癫痫的患者，床边需要准备负压吸引装置，以防患者大发作时发生窒息。当患者出现癫痫时，首先应保持气道畅通，解开衣领，头偏向一边；清除口鼻分泌物；勿强行按压患者肢体；遵照医嘱使用镇静类药物，静脉注射的安定类药物是首选药物；记录患者发作时间、发作时的症状、持续时间，以及用药、氧气吸入等处理措施。

3. 误吸

由于意识障碍和疾病影响，脑出血患者的吞咽及咳嗽反应会减弱或消失，而颅内压升高导致频发呕吐，如果不及时采取有效措施，就容易发生误吸。为避免或减少误吸，当患者出现呕吐时，需要把头偏向一边。神志不清的患者，要立即吸痰，吸去口鼻的呕吐物和分泌物。若患者出现呼吸困难，应立即协助医生进行气管插管，尽快清除气道内的排出物和呕出物，并进行胃内减压，禁食，将床头抬高 30°～45°，以减少再次误吸的可能性。

4．感染

（1）颅内感染：脑出血术后发生颅内感染通常由细菌引起。需要做好病情观察及体温监测，随时关注患者的实验室检查指标，患者体温过高时进行降温处理。

（2）肺部感染：脑出血患者易出现肺部感染，其发病率高达 31.3%。长期卧床、吞咽障碍、基础性疾病、年龄、吸烟史及侵入性操作等因素会导致肺部感染的发生。正确评估患者吞咽功能，对吞咽异常者进行干预，避免引起肺部感染的因素，在呼吸功能、呼吸道管理等方面也要做好相应的训练，预防肺部感染。

（3）泌尿系统感染：脑出血患者因其脑血管血流动力学异常改变，中枢神经系统功能严重受损，并发泌尿系统感染的概率较其他疾病高。因此，留置导尿管的适应证要严格遵守，需要每天评估患者情况，才能保证留置导尿管的合理性；在合适时机早期拔除导尿管或确定更换尿管的时机；确保导尿管引流装置的无菌性和密闭性；置管期间需要观察导尿管的固定、引流，避免导尿管的牵拉，损伤尿道，增加感染的概率。

5．呼吸衰竭

重症脑出血患者最终会出现呼吸衰竭，因此，对于缺氧、二氧化碳潴留、酸碱失调、代谢障碍的患者，应及早采取积极措施进行治疗，尽可能消除诱因，使患者得到安全有效的治疗保障。护理方面，需要对患者的呼吸进行密切的观察，使呼吸道保持畅通，对气道分泌物进行及时清除。对卧床昏迷者定时翻身拍背；促进排痰的同时，增加营养摄入，保持正常的生理需要。

6．压力性损伤

脑出血患者因肢体功能障碍导致长期卧床，易出现压力性损伤。预防压力性损伤最重要的是做好患者体位管理及采用一些防护用具。例如：使用除压手套进行除压，使用静压床垫、水垫和新型敷料（如水胶体透明敷料和泡沫敷料）减压。同时，我们还应该注意局部皮肤的卫生，特别是避免大小便的反复刺激，应及时清理大小便。每隔 2 h 为患者使用楔形垫翻身 1 次，并尽可能保证 30°侧卧。此外，还应该维持床单位的干净整洁，并加强营养。还要注意预防因管道、设备等造成的压力性损伤，保护措施包括使用减压敷料以避免管道压迫皮肤。

7．下肢深静脉血栓

脑出血患者注意预防发生下肢深静脉血栓，需要密切关注 D‑二聚体及超声检查。关注患者主诉有无下肢疼痛，监测患者的足背动脉搏动情况，检查是否有下肢肿胀，测量腿围，对卧床患者进行气压治疗，促使他们尽早进行肢体活动，并将肢体抬起，尽量避免下肢静脉输液，尤其是对于偏瘫的肢体。指导患者或让家属协助患者进行踝泵运动，每天 3 ~ 5 次，每次 10 ~ 15 组，根据患者耐受情况逐步增加踝泵运动次数，并跟踪患者完成情况。

8. 便秘

长时间卧床和神经支配障碍会使肠蠕动减缓而引起便秘，最终导致排便困难，进一步加重患者颅内压。首先对患者及家属进行心理建设及相关知识的宣教，解释便秘对脑出血有严重影响，告知促进排便的方法。建议患者每天的饮水量在 1500 ~ 2000 mL，同时应摄入火龙果、芹菜等富含粗纤维的新鲜蔬果。此外，指导患者每天顺时针按摩腹部 1 ~ 2 次，每次持续时间 15 min，以促进肠道蠕动。病情允许情况下，早期下床进行活动。

9. 应激性溃疡

应激性溃疡以反复胃出血为特征，可导致颅脑症状加重，甚至难以控制，是脑出血的常见并发症，发生率可高达 14% ~ 76%。需要密切观察患者有无恶心、胃痛等胃部不适症状及有无黑便的出现；留有胃管的患者需在每次喂食前回抽胃液，观察胃液的颜色、量及性质，如出现咖啡色胃液需及时通知医生处理；昏迷患者应尽早留置胃管进行肠内营养。

四、案例分析

案例一

患者蔡某，男性，58 岁，因"口角歪斜、言语不清半个月，左侧肢体无力 1 天"于 2021 年 7 月 24 日 21:10 入院治疗。头颅 CT 显示：右边侧脑室后角有少许积血，诊断急性脑出血（右侧脑室后角）。既往有高血压病史。

入院查体示：体温 36.7 ℃，脉搏 83 次/分，呼吸 19 次/分，血压 178/107 mmHg。神志清楚，GCS 评分为 15 分，双侧瞳孔直径约 2.5 mm，对光反射灵敏。右侧肢体肌力 5 级，左侧上肢肌力 4 级，左侧下肢肌力 1 级，肌张力正常。

护理评估：ADL 评分为 10 分，下肢深静脉血栓评分为 6 分，营养筛查评分 2 分，Braden 评分为 18 分。

患者在 2021 年 7 月 25 日 10:30 出现呕吐和躁动，GCS 评分为 12 分，双侧瞳孔直径约 2.5 mm，对光反射灵敏。体温 38.2 ℃，脉搏 76 次/分，呼吸 19 次/分，血压 173/101 mmHg。右侧肢体肌力 5 级，左侧肌力 0 级。复查头颅 CT 提示：右侧侧脑室后角积血，量为 18 mL。继续保守治疗，予留置胃管及导尿管，做好保护性约束。

病例分析：患者诊断为脑出血，病情进展，目前处于脑水肿高峰期，出现意识障碍及恶心、呕吐、躁动、高热等表现，病情复杂，因此，需要制定完善的护理管理策略，以减少患者并发症，降低病死率，改善患者的预后。使用从头到脚的评估方式，系统地评估患者存在的和潜在的疾病及护理方面的风险，根据护理原则制定完善的护理管理策略。风险评估及护理防控策略详见表13 - 1。

表13 - 1　脑出血风险评估及护理防控策略

部位	风险	发生原因	防控策略
头面部	脑疝	脑水肿	1. 密切观察意识、瞳孔变化，意识评估使用 GCS 评分表 2. 抬高床头 15°～30°，促进脑部静脉回流 3. 综合管理血压，将收缩压控制至 140 mmHg 4. 监测体温，使用物理降温把体温控制在正常范围内 5. 必要时吸氧，维持血氧饱和度不低于95% 6. 监测血气分析变化，避免低氧血症及高碳酸血症 7. 头偏向一侧，床边备负压吸引装置，防止误吸 8. 保持气道通畅，必要时行气管插管 9. 监测血糖变化，将血糖水平控制在 7.8～10.0 mmol/L 10. 遵医嘱按时使用甘露醇等脱水药，记录24 h 出入量 11. 保持大便通畅，3 d 不排便予通便处理 12. 当患者出现手术指征需要手术时，协助医生做好术前准备
	误吸	意识障碍、卧床	1. 采用肠内营养泵持续泵入，以降低误吸风险 2. 床头抬高 30°，翻身或吸痰时暂停肠内营养泵入 3. 每 4 h 回抽胃内容物以监测胃残余量，并监测患者有无腹胀、恶心呕吐等不适 4. 胃管置入深度正确，深度为发际至剑突长度再加5 cm 5. 喂养的温度适宜：使用加温器进行喂养，温度38～40 ℃ 6. 喂养速度适宜：从慢到快，即首日肠内营养输注20～50 mL/h，次日起逐渐加至 80～100 mL/h 7. 床边备负压吸引装置 8. 翻身动作轻柔，避免用力翻动患者

续上表

部位	风险	发生原因	防控策略
胸背部	呼吸衰竭	卧床、肺部感染	1. 密切观察患者呼吸情况，保持呼吸道畅通，及时清除口鼻分泌物，持续监测血氧水平饱和度，保持呼吸道通畅 2. 选择洗必泰漱口液进行口腔护理，每天2次 3. 定时翻身拍背，促进排痰，预防误吸导致吸入性肺炎 4. 头偏向一侧，保持气道通畅 5. 吸氧必要时，维持血氧饱和度不低于95% 6. 做好肠内营养护理，防止反流和误吸引起肺部感染 7. 观察患者呼吸频率、节律及血氧饱和度变化 8. 监测血气分析变化 9. 观察患者咳嗽、咳痰情况，评估痰液的颜色、性状、量 10. 动态了解患者肺部影像学的结果
腹部	便秘	卧床	1. 鼻饲蔬菜、水果等含纤维素丰富的食物 2. 病情允许情况下增加水分摄入 3. 腹部按摩，每次5～10 min，每天2次 4. 必要时遵医嘱鼻饲口服缓泻剂 5. 观察患者排便情况，3 d不排便予开塞露塞肛通便
	泌尿系感染	留置尿管	1. 每天评估留置尿管的必要性，尽早拔除导尿管 2. 使用抗反流尿袋 3. 会阴抹洗，2次/天，抹洗后使用洁悠神消毒护理，保持阴部清洁 4. 保证水的摄入，每天的鼻饲水量应达到1500～2000 mL，以防止感染 5. 妥善固定尿管，避免牵拉导尿管 6. 观察尿液颜色及性状的变化 7. 保持引流装置的密闭性

续上表

部位	风险	发生原因	防控策略
四肢	废用性挛缩	肢体活动障碍	1. 做好患者良肢位的摆放 2. 指导患者家属适当按摩瘫痪的肢体 3. 在患者出血平稳，生命体征平稳的情况下，早期进行康复运动，可在床上进行四肢活动，如被动屈肢、按摩肢体、翻身等，以增强患者的身体耐受性，帮助患者更快地改善肢体功能障碍，随着病情恢复可慢慢过渡到床边活动，如床上端坐、床旁坐起、床旁站立活动，可协助患者下床活动 4. 制订相应的康复计划，做好与家属的沟通工作，密切协作，确保患者的安全
下肢	下肢深静脉血栓形成	脑出血、偏瘫、卧床	1. 监测 D–二聚体变化及超声检查 2. 关注下肢腿围、皮温及足背动脉搏动情况 3. 避免下肢静脉穿刺，避免偏瘫的肢体进行静脉输液 4. 保持大便通畅，避免腹压升高，影响下肢静脉回流 5. 下肢 B 超结果提示无血栓后用行气压治疗，协助进行被动肢体活动 6. 指导家属协助患者做踝泵运动，每天 3～5 次，每次 10～15 组，并跟踪完成情况
全身	压力性损伤	意识障碍、偏瘫、卧床	1. 正确评估发生压力性损伤的风险，使用静压床垫减压 2. 每 2 h 使用 30°侧卧翻身枕进行翻身 3. 维持床单位的干洁，并加强营养 4. 做好皮肤床边交接
	营养不良风险	疾病消耗增加	1. 根据营养筛查风险，确定每天营养需要量 2. 动态评估白蛋白，必要时请营养科会诊

案例二

患者陈某，男性，50 岁，2021 年 12 月 12 日入院。CT 检查结果显示左侧基底节区出血破入脑室，出血量为 35 mL；轻度脑缩小。患者有高血压史多年，血压高达 187/101 mmHg，长期服用降压药（具体不详细）。入院后紧急实施左侧脑室外引流术，留置左侧脑室外引流管 1 根、胃管 1 根、尿管 1 根，术后回到病房继续治疗。2021 年 12 月 15 日，患者痰量增多，呼吸急促，血氧饱和度下降，行气管切开术，留置气管套管，血氧饱和度恢复至 98%，呼吸平稳。

入院时查体：体温 36.5 ℃，脉搏 93 次/分，呼吸 18 次/分，血压 178/98 mmHg。术后 GCS 评分为 10 分，双侧瞳孔等大等圆，直径约 2.5 mm，对光反射均灵敏。右上肢肌力 3 级，右下肢肌力 0 级，肌张力增高，左肢肢体肌力 4 级，肌张力正常。

护理评估：ADL 评分 0 分，下肢深静脉血栓评分 12 分，营养筛查评分 3 分，Braden 评分 12 分。

病例分析：患者为脑出血手术后，目前正处于脑水肿的高峰期，有意识障碍，留置左侧脑室引流管、气管套管、胃管、尿管等，病情复杂，需要加强治疗，制定完善的护理管理措施，减少患者并发症，降低患者病死率，改善患者的预后。使用从头到脚的评估方式，系统地评估患者存在的和潜在的疾病及护理方面的风险，根据护理原则制定完善的护理管理策略。风险评估及护理防控策略详见表 13-2。

表 13-2　脑出血术后风险评估及护理防控策略

部位	风险	发生原因	防控策略
头面部	再出血、脑疝	脑水肿	1. 关注患者意识、瞳孔、生命体征的变化 2. 吸氧，维持血氧饱和度不低于 95% 3. 做好围手术期血压管理，收缩压控制在 120～140 mmHg 4. 卧床休息，床头抬高 15°～30°，翻身动作轻柔 5. 每 2 h 翻身拍背 1 次，加强排痰 6. 保持大小便通畅，若患者出现 3 d 未解大便的情况，给予通便处理 7. 密切关注脑室引流管引流脑脊液的颜色、量和性质，每天引流量在 500 mL 以下；若引出鲜红的脑脊液，应立即向医生报告，积极配合医生处理
	误吸	意识障碍、卧床	1. 使用营养泵持续泵入的方式进行肠内营养 2. 关注有无胃潴留，必要时留置鼻肠管 3. 鼻饲时床头抬高 30°，使用营养泵时，若需要翻身或吸痰，应暂停肠内营养泵 4. 每 4 h 监测 1 次胃残余量，并监测患者有无腹胀、恶心呕吐等不适 5. 维持气囊压力在 25～30 cmH$_2$O 6. 选择洗必泰漱口液进行口腔护理，每天 2 次 7. 保持呼吸道通畅，及时清除气管套管及口腔内的痰液和分泌物

续上表

部位	风险	发生原因	防控策略
头面部	颅内感染	留置脑室引流管	1. 妥善固定脑室引流管，保持脑室引流管引流通畅，防止出现引流管脱落、受压 2. 倒取脑脊液时严格执行无菌操作 3. 保持引流管穿刺点敷料干洁，一旦出现污染，立即告知医生更换 4. 改变体位及外出检查时，需夹闭脑室引流管，避免脑脊液逆流引起颅内感染 5. 观察脑室引流管的颜色、量、性质，留置时间为5～7 d 6. 密切监测体温，出现高热时立即告知医生处理 7. 加强营养，给予患者高热量、高蛋白、易消化流质饮食
躯干	呼吸衰竭	卧床、肺部感染	1. 及时清除气道分泌物，持续监测血氧饱和度，保持呼吸道通畅 2. 选用洗必泰漱口液进行口腔护理，每天2次 3. 定时翻身拍背，促进排痰，预防误吸导致吸入性肺炎 4. 增加营养摄入，维持正常生理需求 5. 维持气道周围环境合适的温湿度 6. 按需咳痰，观察痰液的性质、量、颜色 7. 做好保暖，防止受凉
	压力性损伤	意识障碍、偏瘫、卧床	1. 正确评估发生压力性损伤的风险，使用静压床垫或者泡沫敷料减压 2. 每2 h使用30°侧卧翻身枕进行翻身，及时清理患者大小便 3. 维持床单位的干净整洁，并加强营养，保证营养补充 4. 做好皮肤床旁交接
	应激性溃疡	疾病应急状态	1. 观察胃液颜色、量、性质，若有咖啡色胃液出现需及时告知医生处理 2. 尽早实现肠内营养，注意肠内营养的鼻饲速度、温度、浓度 3. 观察有无柏油样便或者出现血压降低、脉搏细弱等休克早期症状，及时告知医生配合处理

续上表

部位	风险	发生原因	防控策略
躯干	便秘	卧床	1. 鼻饲蔬菜、水果等含纤维素丰富的食物 2. 病情允许的情况下增加水分摄入 3. 腹部按摩，每次 5 ~ 10 min，每天 2 次 4. 必要时遵医嘱鼻饲缓泻剂 5. 观察患者排便情况，3 d 不排便予开塞露塞肛通便
	泌尿系感染	留置尿管	1. 每天对患者进行评估，尽早拔除尿管 2. 置管时应严格执行无菌操作原则，使用抗反流尿袋 3. 在留尿管期间，每天可以用洁悠神来对会阴部进行，以保持阴部清洁 4. 每天的鼻饲量应达到 1500 ~ 2000 mL，保证摄入足够水量，预防感染 5. 做好管道的固定工作，避免由于牵拉导尿管而造成的尿道损伤
四肢	废用性挛缩	肢体活动障碍	1. 为防止废用关节痉挛，做好患者良肢位的摆放 2. 指导家人适当按摩患者瘫痪的肢体 3. 在患者出血平稳、生命体征平稳的情况下，可在床上进行四肢活动，如屈肢、被动踝泵运动，以增强患者的身体耐受性，帮助患者更快地改善肢体功能障碍 4. 制订相应的康复计划，做好与家属的沟通工作，密切协作，确保患者的安全
下肢	下肢深静脉血栓形成	脑出血、偏瘫、卧床	1. 关注患者 D - 二聚体及超声检查，监测患者足背动脉，否是有下肢肿胀，定时测量腿围 2. 每天气压治疗 2 次 3. 指导家属协助患者做踝泵运动，每天 3 ~ 5 次，每次 10 ~ 15 组 4. 心理护理：主动与家属沟通，对于家属的疑惑，要耐心、仔细地讲解
全身	营养不良风险	疾病消耗增加	1. 根据营养筛查风险，确定每天营养需要量 2. 动态评估白蛋白，必要时请营养科会诊

参考文献

[1] 中华医学会神经病学分会，中华医学会神经病学分会脑血管病学组. 中国脑出血诊治指南（2019）[J]. 中华神经科杂志，2019，52（12）：994 - 1005.
[2] 中国医师协会神经外科学分会神经重症专家委员会，上海卒中学会，重庆市卒中学会.

脑卒中病情监测中国多学科专家共识［J］. 中华医学杂志，2021，101（05）：317-326.

［3］曹勇，张谦，于沩等. 中国脑血管病临床管理指南（节选版）——脑出血临床管理［J］. 中国卒中杂志，2019，14（08）：809-813.

［4］中华医学会神经外科学分会，中国神经外科重症管理协作组. 中国神经外科重症管理专家共识（2020版）［J］. 中华医学杂志，2020，100（19）：1443-1458.

［5］中华人民共和国国家卫生健康委办公厅. 国家卫生健康委办公厅关于印发中国脑卒中防治指导规范（2021年版）的通知［EB/OL］.（2021-08-31）［2023-09-28］. http://www.nhc.gov.cn/yzygj/s3593/202108/50c4071a86df4bfd9666e9ac2aaac605.shtml.

［6］贾建平，陈生弟. 神经病学［M］. 8版. 北京：人民卫生出版社，2018：195-219.

［7］中华医学会神经外科学分会小儿学组，中华医学会神经外科学分会神经重症协作组，《甘露醇治疗颅内压增高中国专家共识》编写委员会. 甘露醇治疗颅内压增高中国专家共识［J］. 中华医学杂志，2019，99（23）：1763-1766.

［8］王拥军，赵性泉，王少石，等. 中国卒中营养标准化管理专家共识［J］. 中国卒中杂志，2020，15（6）：681-689.

［9］董漪，叶婷，董强. 卒中后呼吸系统感染气道管理专家指导意见［J］. 中国卒中杂志，2021，16（6）：602-610.

（邓丽丹　邓丽萍）

第十四章　蛛网膜下腔出血

一、定义及病因

（一）定义

蛛网膜下腔出血（subarachnoid hemorrhage，SAH）是脑或脑表面血管破裂导致血液进入蛛网膜下腔，从而引发的一系列临床症状，在所有脑卒中占 5% ～ 10%，是常见的出血性脑卒中的类型。

（二）病因

颅内动脉瘤是 SAH 最常见的原因，发生率为 75% ～ 80%，颅内动脉瘤破裂出血的主要危险因素包括高血压、吸烟、饮酒过量、既往有动脉瘤破裂、动脉瘤体积较大、多发性动脉瘤等。

脑动静脉畸形（cerebral arteriovenous malformation，CAVM）约占 SAH 病因的 10%。其他原因有脑烟雾病、硬脑膜动静脉瘘、夹层动脉瘤、毛细血管炎、脑静脉血栓形成、结缔组织病、颅内恶性肿瘤、血液系统疾病及药物相关性出血等，这些原因可能会增加 SAH 的发生率。约 10% 的病例出血原因不明。

二、疾病特点及处理原则

（一）疾病特点

SAH 的发病率随年龄增大而升高，女性发病率高于男性，这可能与激素水平相关。头痛是其最显著的症状，可伴有恶心呕吐、意识模糊、局灶神经系统功能受损、癫痫发作和脑膜刺激征等。患者常因剧烈头痛就医，诊断要点包括头痛、脑膜刺激征阳性及头颅 CT 提示蛛网膜下腔有高密度影。

SAH 病情进展快，病死率高，易遗留神经功能缺损，严重影响日常生活质量，预后与出血量、脑水肿、迟发性神经功能恶化等因素相关。因此，及早确诊和治疗非常关键。近年来，随着神经血管成像、神经介入和神经重症监护等技术的发展，死亡率有所下降。

（二）处理原则

1. 一般处理

保持生命体征稳定，脱水降低颅内压，防止疲劳和情绪激动，保证大小便畅通。

2. 预防再出血

（1）安静休息：绝对卧床休息4～6周。

（2）调控血压：如平均动脉压大于120 mmHg或收缩压大于180 mmHg，可在密切监测下应用短效静脉降压药物，降压幅度尚无确定的标准，把收缩压降至160 mmHg以下，并保持血压稳定，同时要避免血压下降过快或出现低血压。

（3）抗纤溶药物：抗纤溶药物可以有效地抑制纤溶酶形成，有效地减少出血。主要药物有氨基己酸和氨甲苯酸。

3. 防治脑血管痉挛

维持血容量和血压，避免过度脱水，早期使用尼莫地平预防脑血管痉挛可以改善患者的预后。

4. 防治脑积水

轻度的脑积水可口服乙酰唑胺，也可用甘露醇、呋塞米等脱水药物，药物治疗无效者可考虑行脑脊液引流术。

5. 手术治疗

消除动脉瘤是防止动脉瘤性SAH再出血的最佳选择，可采用血管内介入治疗或动脉瘤切除术。

三、护理

（一）基础监测及护理

1. 体温监测

每4 h监测1次体温，对于体温大于37.5 ℃的患者，应及时寻找原因并采取有效措施，以防止病情进一步恶化。

2. 脉搏与心率监测

予心电监护以确保患者的心电图异常变化能够被及早发现，还应开展心肌酶谱、肌钙蛋白、脑钠肽等检测，以便更全面、准确地评估心脏情况，及早采取有效的治疗措施。脑心综合征应引起重视，并应特别注意其与急性心肌梗死的区别。

3. 呼吸监测

确保气道畅通，避免误吸。每小时监测血氧饱和度，必要时予以吸氧，以维持血氧饱和度超过94%。对于动脉瘤性SAH伴舌后坠的患者可以采用侧卧位及口咽通气管，有助于有效排痰、改善肺通气功能。对于通气功能重度损伤的患者，应该考虑进行气管插管或气管切开术。

4. 血压监测

应将收缩压控制在140～160 mmHg，以确保患者的安全。而在动脉瘤治疗后，应根据患者的基础血压水平调整血压调控的目标值，以避免低血压导致的脑灌注不足。

5. 疼痛监测

疼痛监测能够有效地控制重症动脉瘤性SAH患者的疼痛，从而提高治疗的安全，减轻应激反应，并且能够有效降低脑代谢率，从而减轻由颅高压和周期性呕吐等因素导致的脑血流下降所带来的严重后果。患者入院后，首先接受疼痛评估，以确定疼痛程度。若患者主诉剧痛或发生强烈的躁动不安，则需要进一步评估。若疼痛评分不低于4分，则按照医嘱予以治疗，并在0.5 h后再次予以评估，以确定疼痛程度，并给予适当的处理。若评分为1～3分，患者应该接受心理护理。若评分为4～6分，则需要遵医嘱使用非甾体类抗炎药物，如塞来昔布和氟比洛芬，以缓解疼痛。若评分不低于6分，则需要汇报医生，必要时使用阿片类药物治疗。

6. 瞳孔监测

瞳孔变化是脑卒中患者的重要体征，尤其对于进展性脑卒中患者，因此需要动态观察与监测。当双侧瞳孔变大、对光反射减弱时，通常表明脑干受累和脑疝已经进入晚期。瞳孔不等大或双侧瞳孔散大常提示颅内压升高及脑疝可能。

7. 意识监测

意识障碍是急性脑卒中常见的临床表现，也是提示病情危急的重要体征。密切观察患者意识障碍的变化，发现意识障碍加重时，要及时报告医生并配合抢救处理。

8. 颅内压监测

颅内压增高会使脑灌注压降低，加重脑组织缺血缺氧。随着Hunt-Hess分级（表14－1）的提高，颅内压水平也会显著升高，使治疗变得更加困难。①GCS评分低于9分的患者，以及Hunt-Hess Ⅳ～Ⅴ级的患者；②Ⅲ级患者伴有脑水肿的情况。如果血管瘤未能得到有效治疗，应采取控制性脑室外引流，以避免颅内压过高引起脑疝的出现，同时也可以避免继发性颅内压不足，从而避免脑缺血损伤的出现。对于那些顽固性的难治性的颅内压升高，通过药物治疗诱导升高血压，以维持适当的脑灌注压，常以颅内压和（或）脑灌注压水平为目标值，脑灌注压维持在 70 ～ 90 mmHg 是理想的。在手术治疗血管瘤之前，颅内压应保持在 20 mmHg 以下，但不宜过低，以免脑脊液过分吸引造成血管瘤再度裂开。术后可以将颅内压目标值调整为 5 ～ 10 mmHg。

表 14 – 1　Hunt-Hess 分级量表

分数	临床表现
1	无症状，或轻度头痛，轻度颈项强直
2	中等至重度头痛，颈项强直或脑神经麻痹
3	嗜睡或混乱，轻度局灶神经功能损害
4	昏迷，中等至重度偏瘫
5	深昏迷，去脑强直，濒死状态

对于有严重的合并症（如各种恶性肿瘤、心肌疾患、高血糖、动脉硬化、慢性阻塞性肺病）或血管造影检查出现重度血管痉挛的患者，分数将会被加 1 分，以表明其病情严重程度。

引用来源：贾建平，陈生弟．神经病学［M］．8 版．北京：人民卫生出版社，2018：195 – 219.

9．血容量监测

血容量监测是防治迟发性脑缺血的重要环节，可以及时发现血容量失衡，协助医护人员对血容量调节功能障碍进行干预。建议采取分层步骤来进行容量管理：①先严密监控补液，监测出入量；②依据患者的具体情况，采取有创或无创的血容量监测方式，如超声检查下腔静脉充盈度、中心静脉压等；③检测技术参数应该与患者的临床紧密结合，如每天进出量计算、脱水状态评价等，以便更好地指导容量管理工作；④应该连续监测心排血量，以更准确地反映患者的心脏功能状况。

10．电解质监测

电解质紊乱在动脉瘤性 SAH 的急性期是很普遍的。因此，在治疗动脉瘤性 SAH 时，应该采取有效的电解质管理措施，以确保患者的安全。

11．血糖监测

高血糖在重症动脉瘤性 SAH 很常见，它不但可以反映 SAH 的严重性，还是感染的一个危险因素。此外，低血糖也会导致严重的后果。建议血糖水平控制在 8 ～ 10 mmol/L，同时避免血糖水平过低（小于 4.44 mmol/L）。

12．压力性损伤的监测

重症动脉瘤性 SAH 患者，由于血液循环受阻、营养不良、皮肤受压、水肿、感觉障碍等情况，更容易导致患者出现压力性损伤。准确评估压力性损伤的风险，并根据危险因素进行有效干预是预防压力性损伤的有效措施。使用静压床垫、局部使用敷料减压及除压手套减压均可有效预防压力性损伤的发生。

13. 营养监测

动脉瘤性 SAH 患者是营养不良的高危群体，因此需要进行营养风险筛查，必要时每周进行重复筛查。在临床实践中，建议使用 NRS-2002 开展营养风险检查，总评价大于 3 分即表明存在营养风险，护理人员应与营养师联系，开展全面的营养状况评估，制订科学合理的营养保障方案，并严格执行。

（二）并发症监测与护理

1. 颅内高压

依据患者情况及颅内压升高的情况，采用三级控制方法，以确保有效的治疗，减轻颅内压升高的症状，达到最佳的效果。

（1）一级：床头抬高至 20°～30°水平，头颈部保持正中位；留置尿管，避免尿潴留；保持气道通畅；必要时镇痛和镇静；保持大便畅通；控制脑室外引流。

（2）二级：降颅压治疗的主要方法是药物，主要是使用甘露醇、呋塞米和白蛋白，如果这些药物效果欠佳，应该使用高渗盐水。

（3）三级：可以采用轻度 – 中度的过度换气治疗，目标值为血气中二氧化碳分压 28～32 mmHg，采用亚低温疗法，在去骨瓣减压术后维持 32～35 ℃的体温，以达到最佳的治疗效果。

2. 脑积水

按照脑积水出现的持续时间，可以将其分成急性（3 d 内）、亚急性（3～14 d）和慢性（14 d 后）。15%～48% 的动脉瘤性 SAH 患者会并发急性脑积水，而慢性脑积水的发生率在 8.9%～48.0%。为了有效地控制脑积水，建议采取腰大池引流，并在监测颅内压的情况下实施。在引流前，应通过头颅 CT 检查，以确保颅内没有占位性病灶，环池成像清晰，并且应采取控制性引流（5～10 mL/h），同时实行严格的临床监测。

3. 脑血管痉挛

脑血管痉挛通常在脑动脉瘤破裂后 3～4 d 发生，程度在 7～10 d 达到顶峰，随后在 14～21 d 逐渐减轻。脑血管痉挛的严重程度与神经功能损害的程度成正比，尤其是对于微小的脑血管痉挛患者，临床症状可能会更加明显，甚至可能会发展为脑梗死。脑血管造影是确诊脑血管痉挛的"金标准"。防治脑血管痉挛的药物主要是尼莫地平注射液，根据患者身高、体重计算用药量，持续静脉泵入，使用 10～14 d 后，改为口服；该药物对血管刺激较大，如预计使用时间较长，建议使用中心静脉途径给药。

4. 癫痫

动脉瘤性 SAH 患者的癫痫发作发病率可达 6% ～ 26%，院前癫痫发病占比高达 17.9%，院内发病占比 4.1%，术后即刻发病占比 2.3%，迟发性癫痫病患病率约为 5.5%，因此，须床边备负压吸引装置及压舌板，防止患者癫痫大发作时导致窒息及舌咬伤。减少探视，避免情绪激动及交叉感染，以免诱发癫痫发作。针对有明确癫痫发作的患者，应该采取用药治疗。针对有迟发性癫痫风险的患者，尤其要加强监测，以确保给予及时干预。但不建议预防性应用抗癫痫药物，也不建议常规长时间应用抗癫痫药物。如果患者曾患有癫痫、脑出血、脑梗死或大脑中动脉动脉瘤破裂等疾病，建议长期服用抗癫痫药物。

5. 肺炎和肺不张

多种因素都可以引起肺炎和肺不张，包括意识障碍、卧床、误吸和机械通气。对于高危患者，肺部 CT 应作为常规检查，必要时还应检测血常规、C 反应蛋白和降钙素原等血液指标，以便及时发现卒中相关性肺炎。此外，要采取综合措施来预防肺炎的发生，包括吞咽功能评估、饮食管理、体位管理、气道管理、口腔护理及手卫生六个方面。评估 SAH 患者的吞咽功能，根据评估结果采取相应的进食途径。鼻饲患者，鼻饲时需要将床头抬高 30°～ 45°；卧床患者，一般采取侧卧位，或者平卧头侧位，以避免舌根后坠堵塞气道。鼓励患者深呼吸，以伸展肺部不活动的部分。如果条件允许，可以使用振动排痰仪来协助排痰。定期清洁口腔，尤其是偏瘫侧颊黏膜，以预防口腔感染。做好手卫生。

6. 心肌损害

SAH 有可能会引起心肌缺血，并且与脑部损害的严重程度成正比。在急性期，心电图有可能会出现变化，心肌酶水平也可能会增高，甚至可能会出现致命的心律失常。如果心脏受损严重，会使疾病加重，因此需要及时诊断和治疗。当血流动力学不稳定或心肌功能受损时，要密切监测心脏功能。

7. 深静脉血栓和肺栓塞

SAH 可能会导致血液高凝，从而引发深静脉血栓和肺栓塞。特别是 Hunt-Hess 高分级患者，深静脉血栓的发病率更高。因此，推荐在治疗动脉瘤之前采用序贯加压装置，而不是采用药物预防。在治疗动脉瘤后，应按照情况选择使用肝素或低分子肝素进行治疗。

四、案例分析

患者石某，女，61 岁，因"头痛并一过性意识障碍 12 小时"就诊，头颅 CT 示"蛛网膜下腔出血"，CTA 提示"大脑前动脉 A2 段末端动脉瘤"，拟"颅内动脉瘤破裂合并蛛网膜下腔出血"于 2022 年 1 月 25 日收治入院，既往有高血压病史。

入院时查体：体温 37.7 ℃，呼吸 21 次/分，脉搏 83 次/分，血压 160/68 mmHg。专科情况：患者神志清，GCS 评分 14 分，双侧瞳孔等圆等大，直径为 3 mm，对光反射灵敏，四肢肌力 5 级，肌张力正常，双侧巴宾斯基征（－），颈项强直，颌胸距四指。入院后予告病重，急诊行经股动脉置管＋主动脉弓造影＋全脑动脉造影术。经过造影检查，大脑前通路 A1 段冠状动脉瘤显示出毛细血管突出，瘤颈宽约 10 mm，大小约 11.5 mm×7.1 mm×6.6 mm，于 2022 年 1 月 26 日进行双侧股动脉置管术＋全脑血管造影术＋支架协助下前通路动脉瘤栓塞术＋右侧股动脉腔内修复术，于 2022 年 1 月 27 日复查 CT 提示：蛛网膜下腔发现仍有积血。进行脑血管造影术＋腰大池置管引流术＋右侧锁骨下静脉置管术，术后予预防血管痉挛、缓解疼痛、控制血压、护胃、补充液体等对症支持治疗。

于 2022 年 1 月 28 日查房发现患者体温 38.5 ℃，头痛，腰大池引流管仍呈血性，尿细菌每 1 μL 1000 个，尿白细胞每 1 μL 2300 个，尿白细胞（＋＋），尿隐血（＋＋＋），左侧肌力 5 级，右上肢肌力 5 级，右下肢肌力 1 级。

护理评估：ADL 评分 20 分（重度依赖），非计划拔管评分 5 分（高危），Braden 评分 16 分（轻度），防跌倒风险评分 6 分（高危），疼痛评分 5 分（中度），营养评分 1 分，吞咽功能正常，Caprini 血栓风险评分 9 分（高危）。

病例分析：患者诊断为颅内动脉瘤破裂合并蛛网膜下腔出血，目前处于脑水肿高峰期，出现发热、头痛、尿路感染、肌力下降等症状，病情复杂，需要加强治疗，建立完善的护理管理措施，以减少患者疾病的风险，降低患者病死率，改善患者的预后。使用从头到脚的评估方式，系统地评估患者存在的和潜在的疾病及护理方面的风险，根据护理原则制定完善的护理管理策略。风险评估及护理防控策略详见表 14 - 2。

表 14 - 2　蛛网膜下腔出血风险评估及护理防控策略

部位	风险	发生原因	防控策略
头部	脑疝	脑水肿	1. 翻身动作轻柔，避免突发动作 2. 抬高床头 30°，促进静脉回流 3. 保持颈部和躯干轴线 4. 监测体温，使用物理降温把体温控制在正常范围内 5. 必要时吸氧，维持血氧饱和度大于 94% 6. 监测血气分析变化，避免低氧血症及高碳酸血症 7. 头偏向一侧，使用口咽通气管，保持气道通畅，必要时行气管插管 8. 监测血压：降压过程中，每次 15 min 测量 1 次血压，使收缩压维持在 120 ～ 140 mmHg，以免血压过高引起再出血，进一步加重病情 9. 监测电解质、血糖变化，维持血钠在 140 ～ 150 mmol/L，监测血糖变化，将血糖水平控制在 7.8 ～

续上表

部位	风险	发生原因	防控策略
头部	脑疝	脑水肿	10.0 mmol/L 10. 遵医嘱按时使用甘露醇等脱水药，记录24 h出入量 11. 保持大便通畅，3 d不排便予通便处理 12. 观察排尿情况，警惕尿潴留发生 13. 观察有无脑疝表现，如双侧瞳孔不等大或双侧瞳孔散大，若有，及时配合医生抢救
	癫痫	脑部损伤大、脑异常放电	1. 抽搐发作给予镇静剂，同时，头部应和物体隔开，防止患者头部撞击物体，诱发再出血 2. 头偏向一侧，避免唾液和呕吐物回流，产生吸入性肺炎 3. 加床栏，极度躁动的患者适当给予约束，病室保持安静，减少情绪刺激 4. 床旁备吸引器和气管切开包，吸氧、吸痰，保持呼吸道通畅 5. 严密观察生命体征、血氧饱和度和意识、瞳孔的变化及发作控制的情况，观察发作的类型并记录发作的持续时间和频率 6. 注意维持电解质平衡，昏迷患者给予鼻饲饮食，进行口腔护理，每天2次
	迟发性脑缺血	脑血管痉挛	1. 心理护理：①保持病室环境安静、整洁；②安排经验丰富的护士管床，加强与患者的沟通 2. 严密监测颅内压，有效控制血压：给予患者20%甘露醇以降低颅内压，控制患者的血压高于正常范围10～20 mmHg，以进一步提高脑灌注压，对脑缺血进行改善 3. 严密监测血液黏稠度：每天对患者进行血常规检查，保持患者的红细胞比容在33%左右。同时需对患者的各项监测指标详细记录，对24 h出入量准确记录，及时发现并处理异常情况 4. 重视脑血管痉挛先兆症状：①严密观察患者是否出现瞳孔、意识异常变化，判断患者是否存在持续性发热、呕吐、头痛及视盘水肿等典型颅内压增高症状，特别需要注意的是应严密观察患者是否出现意识障碍逐渐加深表现；②尽早识别脑缺血临床症状如肌力下降、情感淡漠、言语不清等 5. 加强康复训练：对存在肢体功能障碍的患者在生命体征恢复稳定后，建议及早开展功能训练，由专科护士对患者进行阶段性早期康复训练指导，为患者之后肢体功能和意识逐渐康复奠定良好的基础

续上表

部位	风险	发生原因	防控策略
腹部	消化道出血	疾病应激状态	1. 观察胃内容颜色，性质，必要时留取胃液送检 2. 必要时遵医嘱使用保护胃黏膜药物 3. 注意食物的温度，避免刺激
	便秘	卧床	1. 每天评估患者大便情况，并做好记录 2. 超过 3 d 不排便给予缓泻剂处理 3. 保持每天饮水量 2000 mL 4. 饮食适当加入粗纤维食物 5. 指导腹部顺时针按摩
下肢	下肢深静脉血栓形成	卧床、活动受限	1. 每天测量腿围，观察皮温，足背动脉搏动情况 2. 完善双下肢彩超检查明确是否有下肢深静脉血栓形成 3. 检验评估 D－二聚体 4. 鼓励卧床患者进行踝泵运动，以促进静脉回流 5. 在患者病情允许下，予以患者适度补液，保证患者足够的水化，避免血液浓缩，建议患者饮水 1500 ～ 2500 mL/d 6. 气压泵治疗预防血栓形成
全身情况	营养不良	疾病消耗	1. 入院进行营养风险筛查，必要时每周进行重复筛查 2. 对于筛查风险高的患者，联系营养师进行全面的营养状况评估，制订营养支持方案并落实实施 3. 选择合适的进食方式
	压力性损伤	卧床、活动受限、周围循环差	1. 增加患者翻身频率，避免局部过度受压：协助患者每 1 ～ 2 h 翻身 1 次；床头抬高 30°；使用静压床垫等减轻身体压力 2. 保持患者皮肤清洁、避免局部刺激：衣服柔软、透气，清洁干燥；床单位整洁平整；大便、呕吐物，汗液应及时擦洗干净、更换衣物和床单；条件允许使用弱碱性清洁液清洁皮肤 3. 规范实施护理操作，避免局部擦伤：仪器管道合理放置，避免发生医疗器械相关性压力性损伤

参考文献

［1］中华医学会神经病学分会，中华医学会神经病学分会脑血管病学组，中华医学会神经病

学分会神经血管介入协作组. 中国蛛网膜下腔出血诊治指南 2019 ［J］. 中华神经科杂志，2019，52（12）：1006－1021.

［2］中华医学会神经外科学分会小儿学组，中华医学会神经外科学分会神经重症协作组，《甘露醇治疗颅内压增高中国专家共识》编写委员会. 甘露醇治疗颅内压增高中国专家共识［J］. 中华医学杂志，2019，99（23）：1763－1766.

［3］中华医学会神经病学分会神经重症协作组，中国医师协会神经内科医师分会神经重症专业委员会. 难治性颅内压增高的监测与治疗中国专家共识［J］. 中华医学杂志，2018，98（45）：3643－3652.

［4］中华医学会神经病学分会，中华医学会神经病学分会脑血管病学组. 中国重症脑血管病管理共识 2015［J］. 中华神经科杂志，2016，49（3）：192－200.

［5］中华人民共和国国家卫生健康委办公厅. 国家卫生健康委办公厅关于印发中国脑卒中防治指导规范（2021 年版）的通知［EB/OL］.（2021－08－31）［2023－09－28］. http：//www.nhc.gov.cn/yzygj/s3593/202108/50c4071a86df4bfd9666e9ac2aaac605.shtml.

［6］贾建平，陈生弟. 神经病学［M］. 8 版. 北京：人民卫生出版社，2018：195－219.

［7］中国卒中学会，中国脑血管病临床管理指南［M］. 北京：人民卫生出版社，2019.

［8］中国医师协会神经外科分会重症专家委员会. 重症动脉瘤性蛛网膜下腔出血管理专家共识（2015）［J］中国脑血管病杂志，2015，12（4）：215－224.

［9］中国医师协会神经介入专业委员会，中国颅内动脉瘤计划研究组. 中国颅内破裂动脉瘤诊疗指南 2021［J］. 中国脑血管病杂志，2021，18（8）：546－574.

（梁艳）

第十五章　脑静脉系统血栓形成

一、定义及病因

（一）定义

脑静脉系统血栓形成（cerebral venous sinus thrombosis，CVST）是一种特殊类型的脑血管病，其较为突出的特征是颅内高压，是由各种病因引起的血栓堵塞了脑部的静脉系统，导致脑静脉回流受阻。患者常伴有脑脊液吸收障碍，也会进一步加重颅内高压。

（二）病因

CVST 的病因多种多样，可分为感染性和非感染性两大类。前者一般继发于各种感染性疾病，最常见的是头面部的化脓性感染，也可以由其他部位的感染所致；后者则多与血液成分和血液流变学改变以及血管壁病变有关，如血液高凝状态或血液淤滞、血管壁损伤等。还有部分 CVST 患者原因不明。

二、疾病特点及处理原则

（一）疾病特点

CVST 在妊娠期间、服用避孕药的女性和 45 岁以下的年轻人中更为常见，可呈急性（48 h 内）、亚急性（48 h～30 d）或慢性（30 d 以上）起病，急性起病者相对少见。

CVST 的临床表现多种多样，轻重程度差异很大，静脉窦血栓形成的部位、性质、管腔堵塞的严重程度、范围和是否存在继发性脑损害及其程度等因素决定了症状及体征的轻重。CVST 的最常见的症状是头痛，约 90% 的患者会出现这种症状。另一种较为常见的症状则是癫痫发作，约有 40% 的患者会出现，这种发作可能是局部性的，也可能是全身性的。当颅内压升高时，视盘会出现水肿，导致视力逐渐减退。还可能出现运动或感觉功能障碍、脑神经麻痹、失语和小脑体征等局灶性神经功能障碍表现。目前，无创影像学技术（如 CT/CTV 和 MRI/MRV）已成为诊断 CVST 的常用方法，而有创检查 DSA 则是诊断 CVST 的"金标准"。

（二）处理原则

1. 病因治疗

应该积极寻找可能导致 CVST 的病因，包括各种感染性疾病、血液高凝状态、肿瘤、结缔组织疾病和自身免疫性疾病等，并采取有效的治疗措施。

2. 及早、规范抗凝治疗

（1）肝素和低分子肝素：在急性期及早使用，就安全性和有效性而言，低分子肝素略优于普通肝素。

（2）双香豆素类口服抗凝药：急性期后还要继续服用口服抗凝药，常选用华法林，INR 目标值保持在 $2.0 \sim 3.0$。

（3）新型口服抗凝药：新型口服抗凝药推荐使用达比加群酯，其疗效与安全性与华法林相当，但使用更方便。

3. 血管内治疗

血管内治疗主要包括局部接触溶栓、球囊扩张成型、机械取栓和血管内支架植入等。

4. 特殊情况下的抗凝治疗

对于在妊娠期发生的 CVST 患者，禁用华法林治疗，整个孕期全程使用低分子肝素皮下注射治疗。

三、护理

（一）基础监测与护理

1. 体温监测

至少每隔 4 h 监测体温 1 次，直至病情稳定。发热的患者要详细了解病情，进行必要的查体、检验和检查，分析发热原因。应根据发热的原因进行病因治疗；建议对症治疗时，解热药物首选对乙酰氨基酚。

2. 脉搏与心率监测

入院 24 h 内常规进行心电图检查及心电监护，监测患者的心率及心律的变化，以及早发现异常并配合医生进行处理。

3. 呼吸监测

患者氧饱和度应维持在不低于 95%，$PaCO_2$ 应维持在正常范围。无缺氧的患者不推荐常规吸氧。有颅内压升高的患者可将 $PaCO_2$ 维持在正常低限。

4. 血压监测

CVST 患者由于颅内高压，血压也有可能会升高，因此，应密切监测血压，减少引起血压波动的诱因。

5. 瞳孔监测

CVST 颅内高压现象普遍，甚至发生脑疝，因此需要动态观察与监测。若出现双侧瞳孔散大、对光反应消失，一般为脑干缺氧和脑疝晚期。若发现双侧瞳孔不等大或双侧瞳孔散大，常提示颅内压升高及脑疝可能。发现瞳孔异常，应立即报告医生，配合医生进行抢救处理。

6. 神志监测

CVST 由于颅内高压，入院时即可出现意识障碍，随着颅内压的升高，意识障碍会随之加重。因此，要严密观察患者意识障碍的变化，发现意识障碍加重要及时报告医生，配合医生进行抢救处理。

7. 营养监测

CVST 由于反复持续的颅内高压和疾病消耗等原因，患者发生营养不良的风险较高，需要常规进行营养风险筛查。一般使用营养风险筛查量表 NRS-2002 进行筛查，对于筛查结果提示有风险的患者，需要请营养科进行进一步全面评估及干预。

8. 早期康复

对于病情及生命体征稳定的患者，尽早进行早期的主动或被动运动。

（二）并发症监测与护理

1. 颅内高压及脑疝

对于严重的颅内高压伴有脑疝形成早期的患者，应立即采取措施，可给予头高脚低位、过度通气、甘露醇、呋塞米等降颅压治疗，不建议常规使用糖皮质激素治疗。对于严重高颅压的患者，当内科治疗无效时要考虑手术治疗，包括去骨瓣减压术和脑室腹腔分流术，以及血肿清除术。此外，进展性视力丧失常提示预后不良，因此对于颅内高压伴有视力进行性下降的患者，为挽救视力应尽快采取有效措施积极降低颅压。对于颅内压持续升高、视力进行性下降、短时间内颅内压无法降低的患者，应尽早实施视神经减压术或脑室腹腔分流术；为手术争取时间时，可于术前短期应用甘露醇、呋塞米等降低颅压，但要注意避免过度脱水导致血液浓缩而使病情加重。部分患者也可以使用口服碳酸酐酶抑制剂的方法来使脑脊液的分泌减少，有利于颅内压降低，最常用的药物是乙酰唑胺。

2. 癫痫

对于首次癫痫发作的患者，应尽早采取有效的抗癫痫药物治疗。对于非痫性发作的患者，不推荐预防性使用抗癫痫药物。床边备负压吸引装置及压舌板，防止患者癫痫大发作导致窒息及舌咬伤；减少探视，避免情绪激动及交叉感染，以免诱发癫痫发作。

3. 感染

卧床患者要预防肺部及泌尿系感染。常规在进食前进行吞咽功能筛查以明确是否存在吞咽障碍；进食时要注意抬高床头 30° 以上，避免发生误吸。同时，使用脱水药物后尿量较多，要注意观察患者排尿情况，警惕尿潴留的发生，以免发生逆行性尿路感染。

4. 应激性溃疡

CVST 患者由于疾病应激，容易出现应激性溃疡。不主张常规使用组胺受体拮抗剂或质子泵抑制剂预防应激性溃疡，要根据患者发生应激性溃疡的危险因素来综合考虑。要注意观察患者的呕吐物、胃内容物及大便的颜色变化，若发现异常要及时报告医生处理。

5. 出血

CVST 患者常规进行抗凝治疗，有全身脏器及皮肤黏膜出血风险。要监测凝血功能，使用华法林时要监测 INR，INR 控制在 2.0 ~ 3.0。同时，观察患者有无头痛、呕吐及神志的改变，注意保持大便通畅，避免用力排便，以防出现脑出血；观察患者有无眼底、鼻腔、牙龈出血，有无瘀斑等情况；观察大小便颜色；要延长穿刺口按压时间。

6. 压力性损伤

卧床患者常规使用 Braden 评估量表来评估压力性损伤风险，根据评估结果及风险因素，选择正确的预防措施，如使用翻身枕或减压敷料以减轻皮肤受压。

7. 下肢深静脉血栓形成

CVST 患者由于卧床、脱水，发生下肢深静脉血栓风险较高。对入院患者常规进行风险评估，根据风险评估等级及患者病情采取相应的干预措施，包括基本预防、机械预防及药物预防。在行机械预防前常规要完成下肢动静脉彩超，以确保安全。

四、案例分析

患者黄某，女性，37 岁，因"头痛 1 周，言语障碍、记忆力下降 1 天余"于 2022 年 11 月 7 日 16:33 收入院。11 月 9 日行经股动脉插管 + 主动脉弓、全脑血管造影术，术后诊断：颅内静脉窦血栓形成（部分上矢状窦、左侧横窦、左侧乙状窦、左侧颈内动脉上段闭塞）。既往甲状腺功能减退，规律口服"优甲乐"，长期不定期口服避孕药。

主要症状体征：头痛发作时可有恶心、呕吐，伴有言语障碍、记忆力下降，表现为近期及远期记忆减退，部分命名性失语，言语笨拙，找词困难。

入院时查体：体温 36.5 ℃，脉搏 102 次/分，呼吸 18 次/分，血压 115/83 mmHg。神志清，命名性失语，记忆力减退。颅神经未见明显异常，深感觉、浅感觉未见明显异常。颅内压 160 mmH$_2$O。入院后予急查头颅 CT，予甘露醇、甘油果糖脱水降颅压，以及改善认知、补钾、依诺肝素钠注射液抗凝、营养神经等对症处理。

护理评估：一级护理，ADL 评分 95 分，下肢深静脉血栓风险评分 2 分，营养筛查评分 0 分。

病例分析：患者为年轻女性，长期口服避孕药，主要症状为头痛。CVST 患者中 15%～20% 会遗留不同程度的后遗症，且死亡率高达 10%，因此及时、合理的治疗及护理对避免 CVST 并发症和远期预后至关重要。使用从头到脚的评估方式，系统地评估患者存在的和潜在的疾病及护理方面的风险，根据护理原则制定完善的护理管理策略。风险评估及护理防控策略详见表 15 - 1。

表 15 - 1　颅内静脉窦血栓形成风险评估及护理防控策略

部位	风险	发生原因	防控策略
头面部	脑疝	颅内高压	1. 保持环境安静，减少探视 2. 抬高床头 30°，促进静脉回流 3. 密切观察神志、瞳孔、生命体征变化，急性期血压升高，应密切监测血压 4. 避免情绪激动 5. 吸氧必要时，维持血氧饱和度≥95% 6. 避免剧烈咳嗽，以免腹压升高 7. 遵医嘱按时使用甘露醇等脱水药，记录 24 h 出入量 8. 保持大便通畅，3 d 不排便予通便处理 9. 观察排尿情况，警惕尿潴留发生 10. 观察有无脑疝表现，如剧烈头痛、喷射性呕吐、血压升高、呼吸不规则、脉搏减慢，双侧瞳孔不等大或双侧瞳孔散大，若有以上表现，及时配合医生抢救
	癫痫	脑组织损伤	1. 床边备负压吸引装置 2. 床边备压舌板，以防舌咬伤 3. 避免诱因，如情绪激动及感染 4. 观察患者有无肢体抽搐等癫痫发作的症状，发作时做好保护 5. 遵医嘱使用药物

续上表

部位	风险	发生原因	防控策略
腹部	应激性溃疡	疾病应激状态	1. 食物的温度以 38～40 ℃为宜，避免过高或过低 2. 了解患者既往有无消化道相关疾病 3. 观察患者有无恶心、呕吐及腹痛等消化道症状 4. 观察呕吐物及大便颜色变化，必要时送检，行 OB 5. 必要时遵医嘱使用保护胃黏膜的药物 6. 注意可能加重应激性溃疡的抗栓药的使用 7. 监测血红蛋白的变化情况，以便及时发现隐性出血
	便秘	卧床	1. 指导患者多吃含纤维素丰富的食物 2. 卧床患者顺时针按摩腹部，每天 3 次，每次 15 min，以刺激肠蠕动，促进排便 3. 要强调避免排便时用力，以预防脑疝发生 4. 患者排便期间，提供安全而隐蔽的环境，避免干扰 5. 记录大便的次数和颜色、形状，对排便困难者遵医嘱使用缓泻剂
下肢	下肢深静脉血栓形成	卧床	1. 使用间歇充气加压治疗，治疗前要先完善下肢动静脉彩超 2. 遵医嘱使用低分子肝素 3. 保持大便通畅，避免腹压升高，影响下肢静脉回流 4. 血流动力学稳定的患者应早期进行肢体运动 5. 避免下肢静脉穿刺 6. 抬高双下肢，促进静脉回流 7. 监测 D－二聚体变化 8. 观察下肢腿围、皮温皮色及足背动脉搏动情况
全身	出血	抗凝治疗	1. 保持情绪稳定，避免激动 2. 观察全身皮肤及黏膜有无出血 3. 观察大小便颜色变化 4. 延迟穿刺点按压时间

参考文献

[1] 中华医学会神经病学分会，中华医学会神经病学分会脑血管病学组．中国颅内静脉血栓形成诊断和治疗指南 2019 [J]．中华神经科杂志，2020，53（9）：648－663．

[2] 中华人民共和国国家卫生健康委员会．中国颅内静脉和静脉窦血栓形成诊疗指导规范（2021 年版）[J]．全科医学临床与教育，2022，20（1）：4－7．

[3] 贾建平，陈生弟．神经病学 [M]．8 版．北京：人民卫生出版社，2018：225－227．

[4] 中国卒中学会. 中国脑血管病临床管理指南 [M]. 北京：人民卫生出版社，2019：362 - 396.

（冀静　萧丽兰）